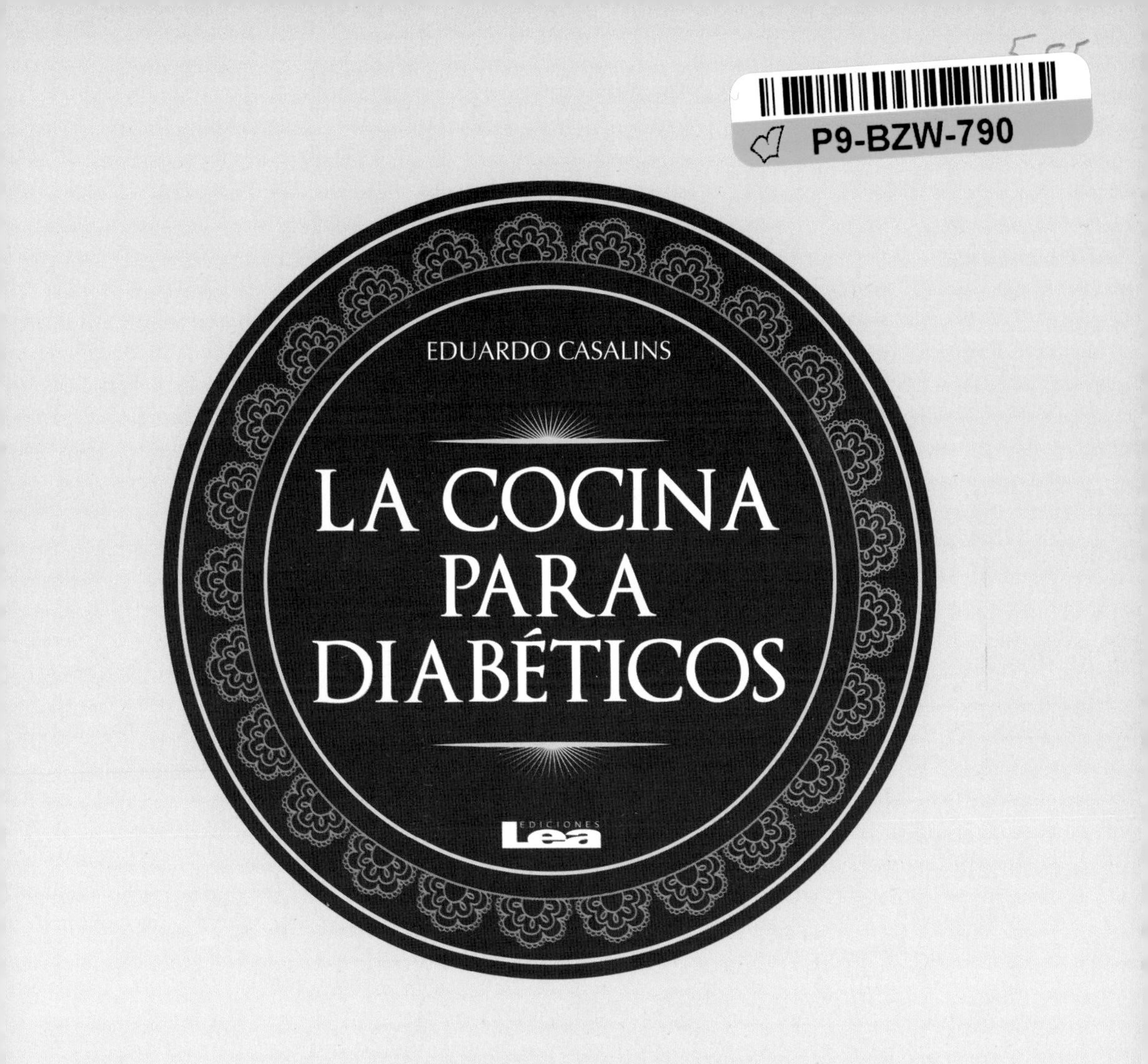
P9-BZW-790
EDUARDO CASALINS
LA COCINA PARA DIABÉTICOS
EDICIONES
Lea

La cocina para diabéticos
es editado por
EDICIONES LEA S.A.
Av. Dorrego 330 C1414CJQ
Ciudad de Buenos Aires, Argentina.
E-mail: info@edicioneslea.com
Web: www.edicioneslea.com

ISBN 978-987-718-255-2

Queda hecho el depósito que establece la Ley 11.723.

Primera edición. Impreso en Argentina.
Mayo 2015. Gráfica Pinter.

Casalins, Eduardo
La cocina para diabéticos : entradas, platos principales y postres . - 1a ed. - Ciudad Autónoma de Buenos Aires : Ediciones Lea, 2015.
72 p. ; 16x17 cm. - (Nueva cocina; 11)

ISBN 978-987-718-255-2

1. Cocina para Diabéticos. 2. Libros de Recetas. I. Título
CDD 641.5

Conociendo la diabetes

La *diabetes mellitus* es una enfermedad o grupo de ellas (ya que las hay de diversos tipos) consistente en un trastorno metabólico que se evidencia en el *aumento de la glucosa (azúcar) en la sangre*. Debido a una carencia total o parcial de una hormona denominada *insulina* o a que esta no cumple adecuadamente su función, las azúcares se acumulan en la sangre en lugar de entrar a las células para ser utilizadas como fuente de energía, y se produce la *hiperglucemia*, esto es, el aumento de glucosa al que aludíamos líneas más arriba.

Se trata de una dolencia crónica que, una vez comenzada, dura toda la vida y que afecta a diferentes órganos. Sin embargo, si se siguen ciertas reglas se pueden minimizar sus efectos negativos y obtener una mejor calidad de vida. Y entre las principales reglas a seguir se encuentra el *régimen alimentario* que debe ser, a grandes rasgos, *equilibrado en lo que a glúcidos o hidratos de carbono se refiere.*

A continuación ofrecemos datos e información acerca de esta enfermedad y, luego, especificamos recomendaciones dietéticas y de otra índole para que el diabético viva una existencia plena y de calidad.

Conociendo la diabetes

Los dos principales tipos de diabetes

La diabetes de tipo I o *autoinmune* se presenta mayormente en niños y jóvenes, aunque puede aparecer en cualquier momento de la vida. En ella, la producción de insulina es nula y, por eso, quienes la padecen son insulinodependientes, debiéndose suministrar de forma externa esta hormona que el cuerpo no produce.

La diabetes de tipo II afecta a las personas adultas (de hecho, se conoce también como *del adulto)* y consiste en un déficit en la producción de insulina. Lo usual es que se desarrolle en etapas avanzadas de la vida. Es el tipo más común y usual de diabetes.

Existe un tercer tipo, que es la denominada *gestacional*. En ella se incrementan los niveles de glucemia durante el embarazo y vuelven a sus valores normales luego del parto.

¿Cuáles son sus síntomas?

Los niveles altos de glucosa pueden causar síntomas diversos. Sin embargo, lo más usuales y que deben generar un estado de alerta, son: sed excesiva, micción frecuente, fatiga, hambre, pérdida de peso, visión borrosa.

Los pacientes con diabetes de tipo I suelen agregar a esos síntomas náuseas y vómitos, desarrollan la enfermedad en un período corto y esta, con frecuencia, se diagnostica en una sala de urgencia.

La diabetes de tipo II, por el contrario, generalmente se desarrolla de manera muy progresiva y es por eso que algunas personas con niveles altos de glucemina carecen de síntomas.

¿Cuál es la causa o el origen?

Cuando ingerimos alimentos que contienen glucosa o azúcar las células la metabolizan para convertirla en energía. Para ello, la absorben durante la digestión para que circule a través de la sangre y, finalmente, penetre en las células para ser utilizada. Ese proceso sólo puede tener lugar por la acción de una hormona: la insulina, que es secretada por el páncreas. Cuando ese órgano no produce insulina o lo hace de manera ineficiente se dificulta la entrada de glucosa en las células y esta queda en la sangre, produciendo la *hiperglucemia* ya mencionada.

¿Puede producir complicaciones?

Definitivamente, sí. Esa hiperglucemia prolongada o crónica tiene un efecto sumamente nocivo que deteriora órganos y sistemas del organismo y que puede llevar al coma o a la misma muerte.

Entre las complicaciones más graves se encuentran la ceguera, la insuficiencia renal, los problemas cardíacos y la amputación de extremidades.

Viviendo con diabetes

¿Cómo se trata la diabetes?

La diabetes, al menos por el momento, no tiene cura y se debe vivir con ella de la mejor manera posible. El tratamiento, que deberá ser de por vida, tiene como objetivos reducir los síntomas y prevenir las posibles complicaciones.

La fórmula del tratamiento de la diabetes es:

Dieta + ejercicio físico + medicación (en caso de ser necesaria)

Además, deben controlarse periódicamente la presión arterial y los niveles de colesterol en sangre, así como también que el peso no exceda los parámetros indicados por el médico.

En el caso de las diabetes de tipo I, quienes la padecen necesitan de una a cuatro inyecciones de esta hormona diariamente. Algunas personas usan una bomba de insulina que que libera un flujo estable de esta sustancia a lo largo de todo el día. Otras, pueden usar insulina inhalada.

En el caso de la diabetes de tipo II se suelen obtener respuestas muy buenas con dieta, ejercicio físico y medicamentos por vía oral que se utilizan para reducir el nivel de glucosa en la sangre.

¿Por qué la dieta es tan importante?

Porque se debe evitar la hiperglucemia y la mejor manera de hacerlo es no ingiriendo excesivos glúcidos, también conocidos como carbohidratos o hidratos de carbono. Una persona que no sufre diabetes puede "bombardear" su organismo con una dosis alta de carbohidratos comiendo, por ejemplo, un helado de chocolate, un paquete de caramelos o media docena de facturas. En cambio, un diabético debe evitar a toda costa esas ingestas que le producirían una hiperglucemia y basar su dieta en alimentos con un índice glucémico bajo, de forma tal que le den energía constante, pero evitando los "picos" de glucemia.

Igualmente, algo debe quedar muy claro: *un diabético debe trabajar estrechamente con su médico para saber cuál es su dieta adecuada, la que puede diferir de la de algún otro diabético.*

¿Qué son y dónde se encuentran los carbohidratos cuya ingesta un diabético debe controlar?

Los carbohidratos, hidratos de carbono o glúcidos, son un tipo de nutriente que, junto a las grasas o lípidos, le aportan al organismo la energía necesaria para que pueda funcionar de manera eficiente y saludable. Están constituidos por moléculas que, al entrar en combinación con el oxígeno llevado por la sangre, desprenden energía.

Se dividen en dos grandes grupos: complejos y simples, que podrían asimilarse de manera general a los conceptos de harinas y azúcares.

Los carbohidratos complejos suponen un mayor trabajo para el cuerpo debido a que el organismo debe romperlos para transformarlos en simples. Eso es lo que hace, precisamente, que sean una fuente de energía lenta y a largo plazo.

Por el contrario, los carbohidratos simples ya se presentan reducidos a su forma más elemental o básica, con lo que el organismo no debe tomarse el trabajo de romperlos. Como consecuencia de ello, suponen una fuente de energía más rápida pero también de menor duración.

¿Qué es el índice glucémico?

Es un sistema de clasificación de los carbohidratos basado en los efectos de estos sobre los niveles de glucosa en sangre. Esto es, cuanto más alto sea el IG de un alimento, más elevará los niveles de glucosa de la sangre.

Usualmente, se divide a los alimentos en tres grupos de acuerdo a su IG.

Alimentos con IG bajo

Tienen un índice glucémico menor a 39. Deben constituir el pilar de la alimentación del diabético, son la base de las preparaciones de nuestro recetario y aparecen en la lista que ofrecemos como "Alimentos aconsejados".

Este grupo se compone, básicamente, de frutas y verduras en general, carnes magras, lácteos descremados, semillas y grasas vegetales, como los diversos aceites.

Alimentos con IG medio

Tienen un índice glucémico de entre 40 y 60. Su consumo no se encuentra prohibido en el caso de los diabéticos, pero debe hacerse de acuerdo a las indicaciones del médico o nutricionista a cargo, o bien de forma ocasional y nunca en grandes cantidades. En la lista que ofrecemos se encuentran mencionados como "Alimentos permitidos".

En este grupo predominan algunas frutas y verduras con un contenido de azúcar especialmente alto, cereales integrales y sus derivados, legumbres, y carnes no muy magras, pero tampoco excesivamente grasas.

Alimentos con IG alto

Son aquellos cuyo índice glucémico es superior a 60, pudiendo llegar a superar los 100, como es el caso de la cerveza y el jarabe de maíz.

Su consumo se encuentra prácticamente prohibido para quienes sufren de diabetes y aparecen en la lista bajo el rótulo "Alimentos desaconsejados".

Este grupo está compuesto básicamente por dulces y farináceos realizados con harina blanca o refinada. También se encuentran allí verduras feculosas, y carnes y lácteos grasosos, estos dos últimos no por un IG alto, sino por resultar también inconvenientes para los diabéticos debido a su alto contenido de lípidos.

Alimentos aconsejados

- Verduras: acelga, ajo, alcaucil, apio, berenjena, berro, brócoli, brotes (de soja, de bambú, de alfalfa, etc.), cebolla, coliflor, chaucha, echalote, endibia, espárrago, espinaca, hinojo, hongos, lechugas (mantecosa, morada, criolla, etc.), morrón, nabo crudo, palmito, pepino, puerro, remolacha cruda, repollito de Bruselas, repollos (blanco, colorado,etc.), rábano, radicheta, rúcula, tomate, zanahoria cruda y zapallito.

- Frutas frescas (ni disecadas ni en almíbar): ananá, arándano, cereza, ciruela, damasco, durazno, higo, frambuesa, frutilla, granada, mandarina, manzana, melón, membrillo, mora, naranja, palta, pera, pomelo, sandía y compota de todas las frutas mencionadas, sin miel ni azúcar.
- Carnes: de ternera magra, de pollo magra y sin piel, y pescado.
- Frutos de mar: camarón, cangrejo, centolla y langostino.
- Frutas secas: almendra, avellana, castaña de cajú, maní, nuez, piñón y pistacho.
- Lácteos bajos en grasas: leche descremada, yogur light o descremado sin azúcar, mozzarella, ricotta, queso crema descremado, queso mascarpone, queso port-salut descremado y queso feta.
- Semillas: de amapola, de girasol, de lino, de sésamo y de zapallo.
- Harinas: de algarroba, de garbanzo y de soja.
- Aceites: de canola, de girasol, de maíz, de oliva, de soja y de uva.
- Condimentos: ají molido, canela, chiles (ajíes picantes), hierbas finas, tanto frescas como secas (albahaca, estragón, orégano, tomillo, etc.), jengibre (tanto fresco como seco), jugo de limón natural no industrializado, menta (tanto fresca como seca), mostaza (en grano o polvo, no la salsa industrializada), nuez moscada, pesto, pimienta, salsa de tomate sin azúcar y vinagre.
- Otros alimentos: aceitunas (verdes y negras), cacao en polvo sin azúcar, chucrut, huevo, jugo de tomate sin azúcar, levadura, salvado (de trigo y de avena), tofu (queso de soja) y yogur de soja.
- Bebidas: agua con y sin gas, caldos desgrasados, leche de soja, infusiones, jugos naturales de las frutas permitidas y licuados y batidos de las frutas preparados con agua, jugos de frutas y lácteos descremados y siempre endulzados con edulcorante.

Alimentos permitidos

- Verduras: batata, calabaza y zanahoria cocida.
- Frutas: castaña, ciruelas disecadas o pasas, coco, damascos disecados, higos secos, kiwi fresco, mango fresco y uvas frescas.
- Carnes: magra de cerdo y fiambres magros (jamón crudo sin grasa y lomito).
- Frutos de mar: kani kama.
- Lácteos: postres lácteos caseros elaborados con edulcorante.

- Legumbres: arvejas, garbanzos, hummus (puré de garbanzos), lentejas y porotos (aduki, blanco, colorado, de soja, manteca, mung, negro y tape).
- Cereales y derivados: arroz integral y salvaje (negro), avena arrollada, bollos para pizza de harina integral, cebada entera o integral, centeno integral, cous cous integral, fideos de harina de trigo integral, galletitas de harina integral sin azúcar, granola sin miel ni azúcar, harina de trigo integral, masa de tartas y de empanadas con harina de trigo integral, pan de harina integral sin azúcar, sémola de trigo integral y trigo burgol integral.
- Otros alimentos: all bran, barritas de cereal sin azúcar, chocolate para diabéticos, manteca de maní, mermeladas light o diet especiales para diabéticos, pepinillos dulces y postres comerciales sin azúcar.
- Bebidas: leche de coco, café y bebidas gaseosas light.

Alimentos desaconsejados

- Verduras: choclo, papas (fritas, al horno o al natural) y remolacha cocida.
- Frutas: abrillantada y confitada, banana fresca, dátil, en lata con almíbar (durazno, peras, ananá, ensalada de fruta) y pasas de uva.
- Carnes: grasas (ya sea manifiesta u oculta), fiambres (salchichón, salame, etc.), embutidos (chorizo, morcilla, etc.) y achuras.
- Lácteos: leche entera, manteca, crema de leche y quesos duros y semiduros con alto contenido de grasas: reggianito, gruyere, fontina, etc.
- Cereales y derivados: arroz blanco, bizcochuelo, cebada perlada, cereales refinados en general, copos de cereales (trigo, arroz y maíz), cous cous de trigo refinado, facturas, fécula de maíz, granola con miel o azúcar, harina blanca de trigo, harina de arroz blanco, masa de tartas y de empanadas con harina de trigo blanco o refinado, masas finas o secas, mijo, ñoquis, polenta, pan blanco, pastas de harina blanca, pizza, sémola de trigo, tortas, trigo burgol y tutuca.
- Aceites: margarina.
- Condimentos: aceto balsámico, ketchup, mayonesa industrializada, salsa de mostaza, salsa de soja y salsa inglesa.
- Otros alimentos: azúcar (blanca, rubia o morena), dulce de batata, dulce de leche, dulce de membrillo, gelatina de fruta con azúcar, glucosa, golosinas en general, helados, mermelada, miel, pochoclo y sushi.
- Bebidas: bebidas alcohólicas (y, muy especialmente, la cerveza) gaseosas, jaleas,

jugos industrializados y licuados realizados con azúcar o leche entera.

¿Cuántas comidas diarias debe ingerir un diabético?

Lo recomendable para alguien que sufre de diabetes es descartar las cuatro comidas diarias tradicionales y, en su lugar, implementar lo que se denomina *alimentación fraccionada,* lo cual implica 5, 6 o, incluso, más ingestas diarias de porciones pequeñas en lugar de las 3 o 4 grandes. De esta forma, se logra más estabilidad en los niveles de glucemia, ya que a menor volumen por ingesta, mayor control.

¿Existen otras recomendaciones para la dieta?

Todo diabético debe tener una dieta individualizada, equilibrada y variada. Para ello, se debe consultar al médico tratante o al nutricionista a cargo quien indicará el régimen de comidas a seguir de acuerdo a parámetros tales como la edad, el sexo y la presencia o no de colesterol alto o hipertensión arterial.

Las comidas de un día para el otro deben tener una composición constante en relación a la distribución de los alimentos ricos en carbohidratos.

Se recomienda, además, que las personas con diabetes de tipo I coman más o menos a la misma hora todos los días y que no salteen ninguna ingesta, de forma tal de evitar las bajas de glucemia.

- La recomendación principal para quienes sufren del tipo II es seguir una dieta bien balanceada y baja en grasas.
- A los alimentos ricos en hidratos de carbono siempre es conveniente tomarlos con fibras (vegetales y frutas) y/o proteínas (huevos y carnes) de forma tal de reducir su velocidad de absorción y no provocar picos de hiperglucemia.
- Debe reducirse al mínimo la ingesta de grasa, especialmente la saturada.
- La ingesta de proteínas se debe mantener en el rango del 15 al 20% de las calorías totales.

¿Por qué el ejercicio físico es uno de los tres pilares del tratamiento de la diabetes?

Porque ayuda a controlar el nivel de azúcar en sangre, a perder peso y a mantener la presión arterial dentro de valores adecuados y saludables. Los diabéticos que hacen ejercicio de manera regular tienen menos probabilidades de experimentar un accidente cerebrovascular o un ataque cardíaco. Aun así, todo programa de ejercicio o modificación del mismo, debe se aprobado por el médico tratante antes de ser puesto en práctica.

Sopas, entradas y guarniciones

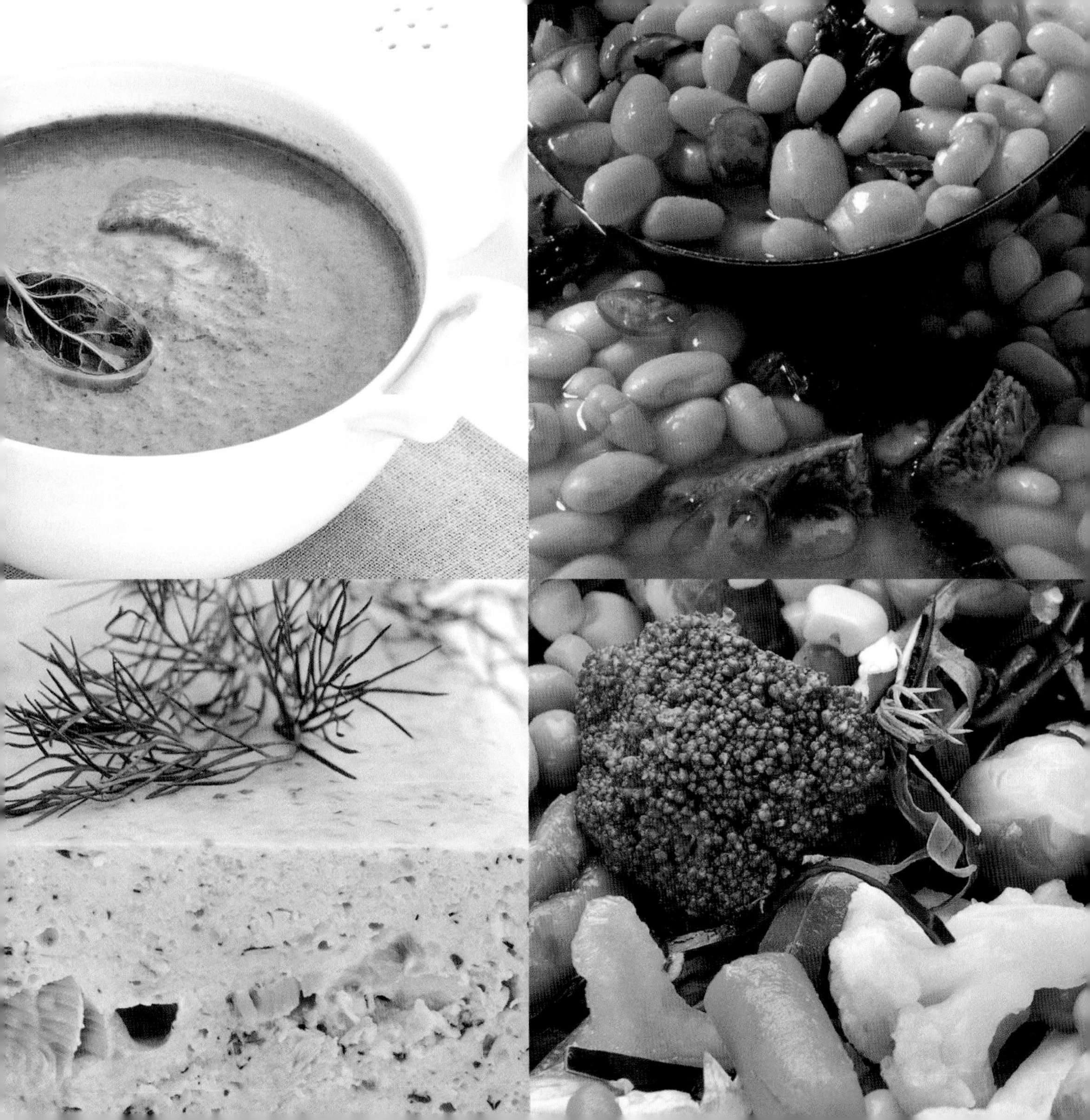

Sopa de espinaca y arvejas

Ingredientes

1 l de caldo de verduras desgrasado - 1 cebolla picada - 2 atados de hojas de espinacas picadas - 1 lata de arvejas - 4 cucharadas de aceite de oliva - Sal y pimienta, a gusto.

Preparación

1) Poner el caldo en una cacerola y agregar la cebolla.

2) Salpimentar y llevar a ebullición.

3) Bajar el fuego y agregar la espinaca y las arvejas. Cocinar unos 5 minutos.

4) Servir bien caliente con un chorrito de aceite de oliva crudo en cada plato.

Otra sopa de espinaca: procesar o licuar 1 litro de caldo de verdura desgrasado, 1 papa grande pelada y cocida al natural, hojas blanqueadas de 2 atados de espinacas, 1 diente de ajo, 1 pocillo de yogur natural descremado, 1 pocillo de queso crema descremado, ½ cucharadita de nuez moscada y sal a gusto hasta conseguir una preparación lo más homogénea posible. Colocar en una olla al fuego y, cuando alcance el punto de hervor, bajar el fuego y dejar cocinar 10 minutos.

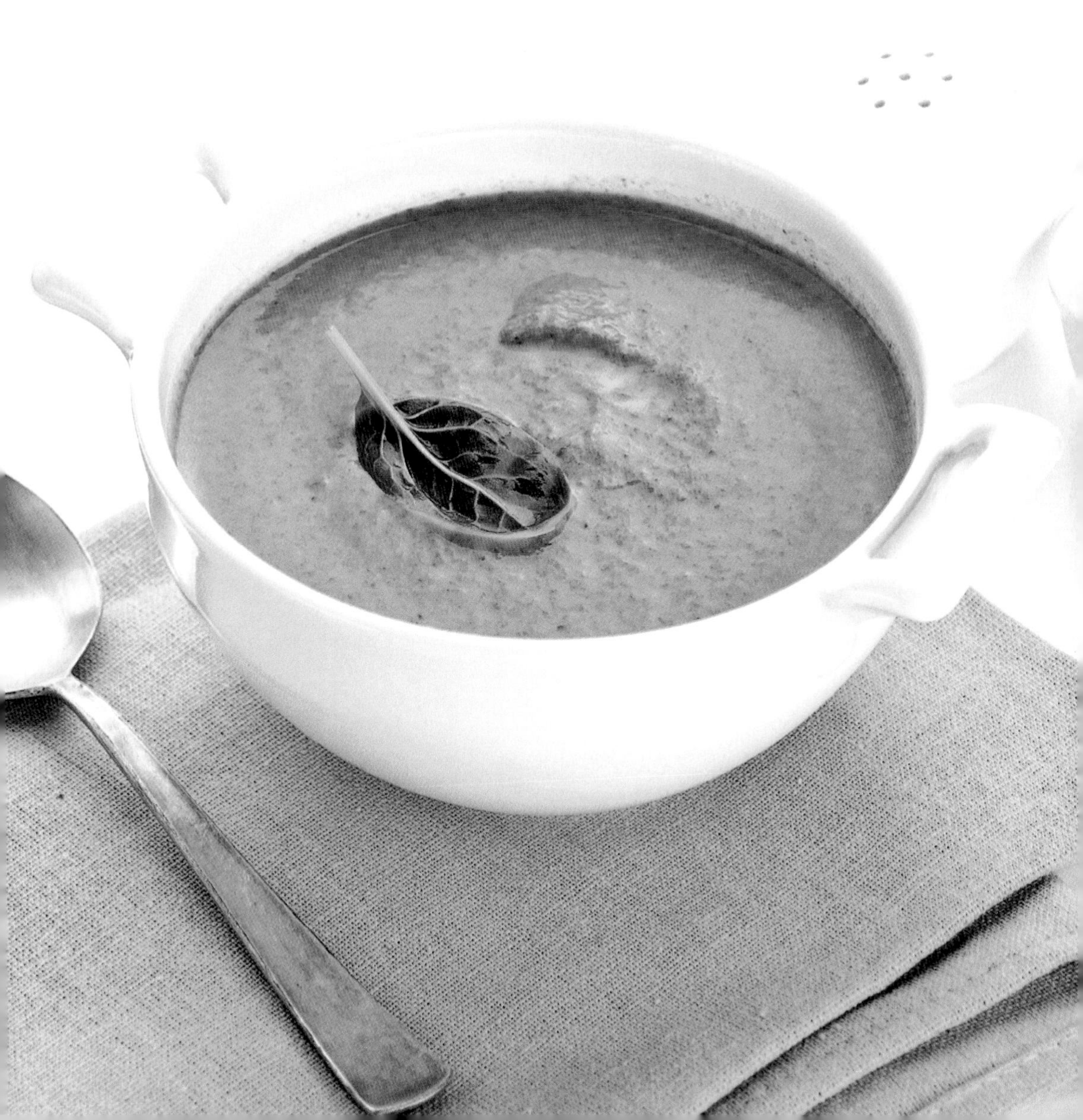

Sopa de porotos con carne

Ingredientes

1 litro de caldo de verduras o de carne desgrasado - 1 taza de carne de ternera magra cortada en cubos muy pequeños - 2 latas de porotos manteca - 1 puñado de tomates secos cortados en juliana - 1 ají, chile o morrón verde pequeño cortado en rodajas o juliana - rocío vegetal, cantidad necesaria- Sal a gusto.

Preparación:

1) Dejar los tomates secos en remojo durante 1 hora. Para ello, se puede utilizar una parte del caldo que se usará para hacer la sopa.

2) Calentar el rocío vegetal en una cacerola y saltear la carne hasta que se dore levemente.

3) Agregar el caldo, los porotos, los tomates, el ají, chile o morrón, y salar.

4) Cocinar y, cuando rompa el hervor, bajar el fuego y continuar la cocción durante 15 minutos. Servir bien caliente.

Caldo de verduras casero: calentar 6 cucharadas de aceite de oliva en una olla. Agregar 1 morrón verde o rojo, 1 cebolla, 2 zanahorias, 2 ramas de apio, 1 batata, 1 tomate, todo cortado en rodajas o tiras, sal pimentar y saltear unos 5 minutos. Volcar 1 l y ½ agua, añadir perejil, 1 hoja de laurel y granos de pimienta y llevar a ebullición. Una vez que hierva, bajar a fuego a mediano y cocinar por 50 minutos sin tapar. Retirar del fuego y pasar por un colador fino, desechar los vegetales y guardar.

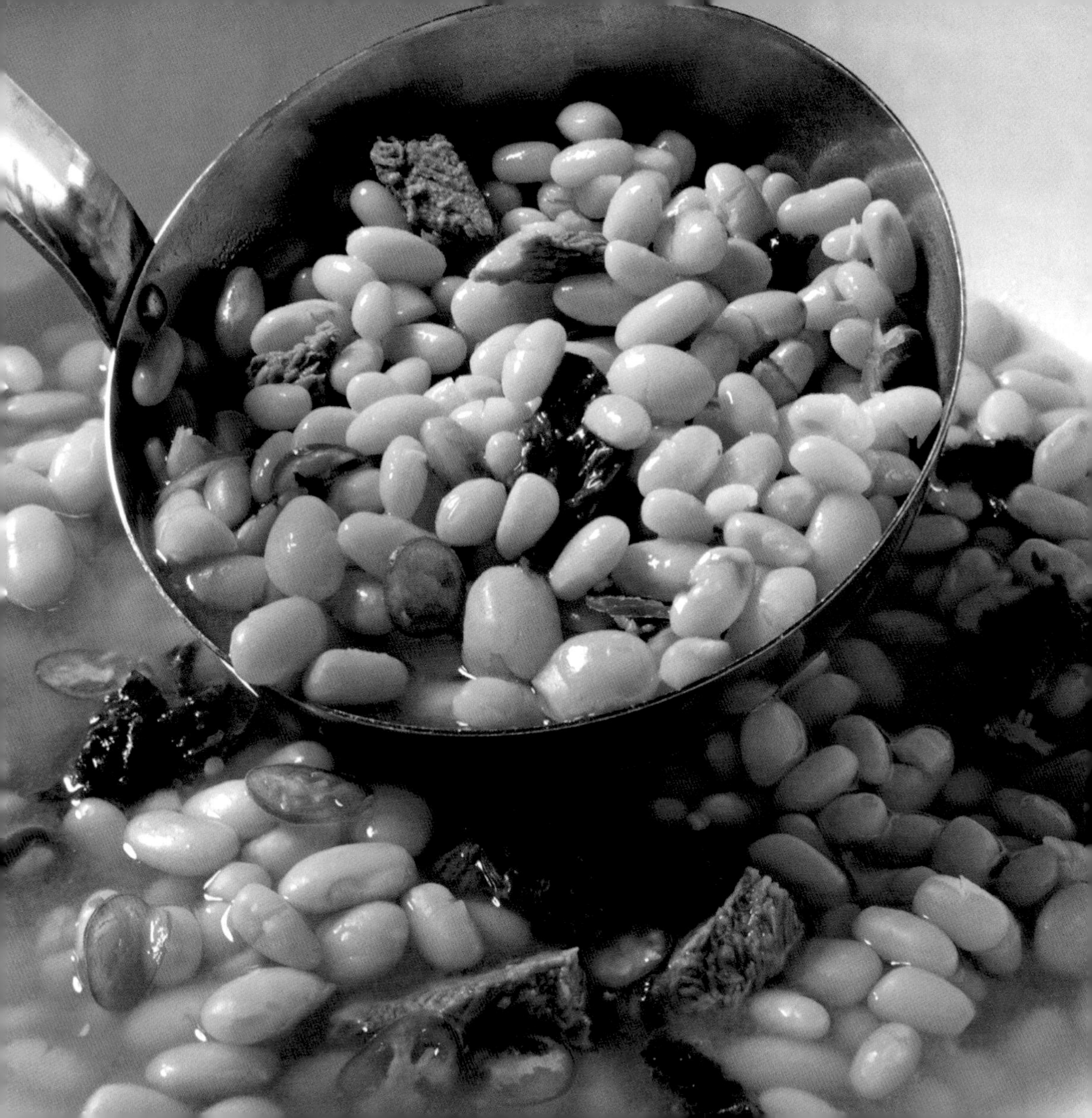

Sopa crema de pepinos al curry

Ingredientes

½ kg de pepinos cortados en rodajas - 1 cebolla picada - blanco de 2 puerros cortados en rodajas - 1 cucharadita de curry en polvo - 1 vaso de leche descremada - Pimienta recién molida a gusto - Sal a gusto - Ciboulette picada para decorar.

Preparación

1) Colocar en una cacerola los pepinos, la cebolla, el puerro, el curry y la sal.

2) Tapar bien y cocinar durante 30 minutos. Si hiciera falta, agregar un poco de agua a la cocción.

3) Procesar los ingredientes ya cocidos.

4) Volver a colocar la preparación al fuego, agregar la leche y hervir durante 5 minutos más.

5) Colocar en tazones y servir decorado con la pimienta recién molida y la ciboulette.

Salziki: esta salsa mediterránea es característica de las cocinas griega y turca y, como la sopa, utiliza el pepino como ingrediente principal. Es fácil de hacer y muy refrescante: mezclar 2 pepinos pelados y rallados con ½ taza de yogur natural descremado, 2 cucharadas de aceite de oliva extra-virgen y 1 cucharadita de menta fresca picada. Salar a gusto y refrigerar. Se consume bien fría como acompañamiento de carnes y pescados o como dip en una picada.

Sopa de vegetales con lentejas

Ingredientes

1 litro de caldo desgrasado - 1 atado de espinacas cortadas en juliana - 1 taza de repollo blanco cortado en juliana - 1 puerro cortado en rodajas - 1 cebolla picada - 1 diente de ajo picado - 1 pocillo de lentejas cocidas - 4 cucharadas de queso crema descremado - Sal a gusto - 1 cucharada de salvado de trigo por plato.

Preparación

1) Colocar el caldo en una cacerola y agregar las lentejas, la cebolla, el ajo, el repollo y el puerro. Salar.

2) Cocinar y, cuando rompa el hervor, bajar el fuego y dejar 5 minutos más.

3) Añadir el queso crema, revolver bien y continuar la cocción 2 minutos más.

4) Apagar el fuego, agregar las espinacas y tapar.

5) Servir bien caliente, con una cucharada de salvado de trigo espolvoreada sobre cada plato.

Esta sopa también resulta excelente si se reemplazan las lentejas por porotos o garbanzos. En ambos casos, recordar dejar en remojo las legumbres unas 10 horas antes de cocinarlas.

Tomates rellenos

Ingredientes

4 tomates redondos grandes - 1 cucharada de menta fresca picada - 1 cucharada de albahaca fresca picada - 1 cucharada de ciboulette fresca picada - 150 g de queso crema light - Sal y pimienta a gusto.

Preparación

1) Cortar la parte superior de los tomates (a modo de tapa) y reservar. Extrer la pulpa, trocear y reservar.

2) Salar los tomates por dentro y colocarlos con la abertura hacia abajo, de modo tal que escurran el jugo.

3) Mezclar el queso crema con la albahaca, la menta y la ciboulette. Condimentar con sal y pimienta a gusto.

4) Rellenar los tomates con la mezcla, tapar con la parte superior y servir.

Tomates a los dos quesos con hierbas: se puede cambiar el relleno de los tomates por una mezcla de 1 taza de queso port-salut descremado rallado, 4 cucharadas de ricota descremada, 1 huevo batido, 1 cucharada de salvado de trigo, 1 cucharadita de orégano seco, 1 cucharadita de salvia seca, 1 cucharadita de tomillo seco, 3 cucharadas de aceite de oliva y sal a gusto. Rellenar los tomates y hornear a fuego mediano durante ½ hora. Se pueden servir fríos, tibios o calientes.

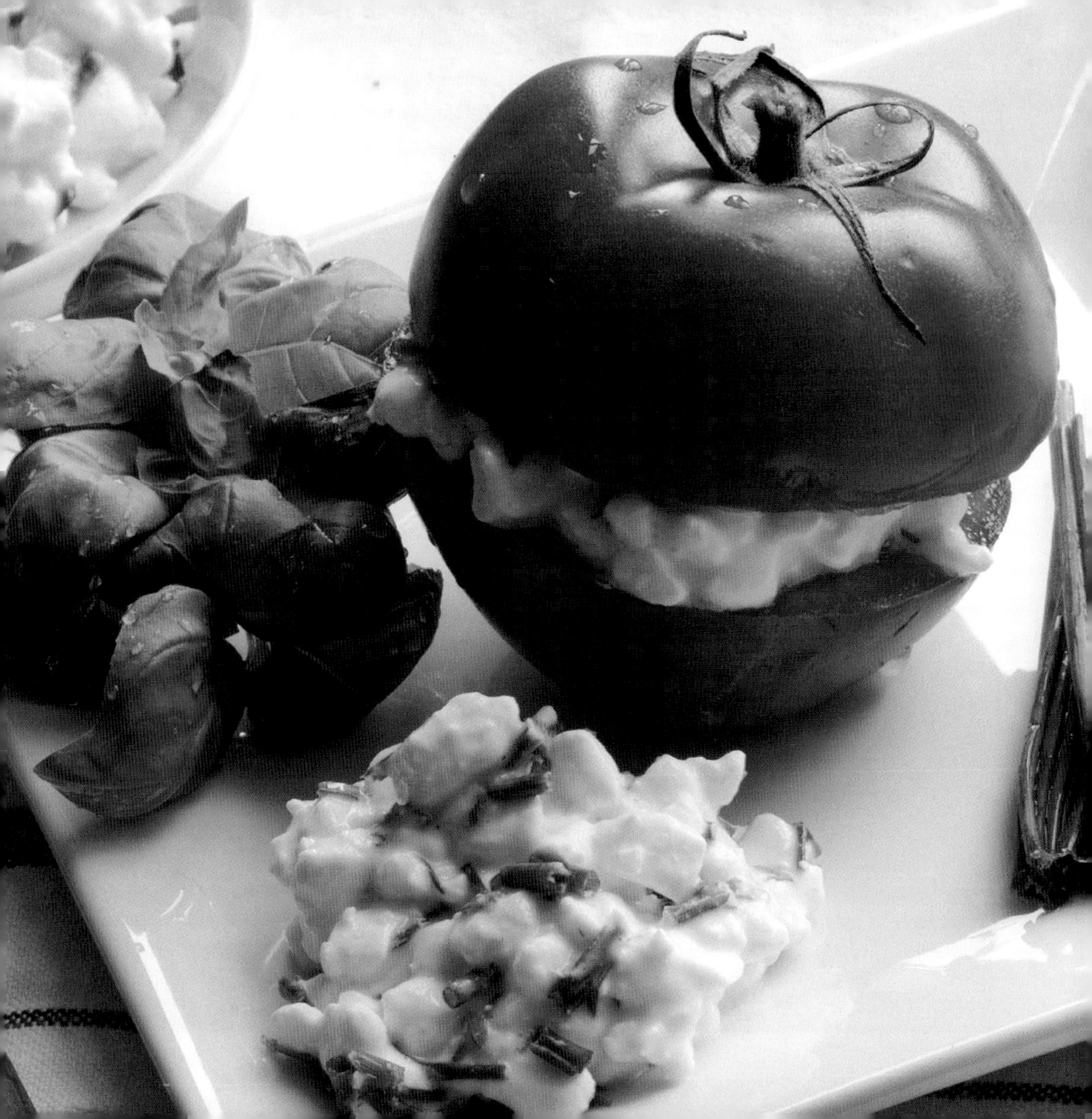

Budín de pescado

Ingredientes

750 g de filetes de merluza, sin espinas - 100 g de salmón ahumado, en fetas - 6 huevos - 250 ml de crema de leche - 2 cucharadas de jugo de limón - 1 cucharada de ciboulette picada - Sal y pimienta.

Preparación

1) Hervir los filetes de merluza por 10 minutos. Retirar y escurrir bien.

2) Procesar el pescado hervido con la crema, los huevos y el jugo de limón. Condimentar con sal y pimienta.

3) Agregar a la preparación anterior la ciboulette picada y el salmón ahumado previamente picado. Mezclar bien.

4) Volcar la mezcla de pescado en un molde de budín inglés forrado con papel manteca. Alisar bien la superficie.

5) Cocinar a baño María en un horno con fuego mediano por 50 minutos, aproximadamente. Va a estar listo cuando se introduzca un escarbadientes en el interior de la preparación y éste salga totalmente limpio. Dejar enfriar a temperatura ambiente y desmoldar. Se sirve frío, decorado con algunas hierbas.

Timbal de salmón, una variante elegante: Procesar 1 taza de queso crema descremado, 1 yogur natural descremado, ½ lata de puré de tomates, 2 cucharadas de perejil, 4 cebollas de verdeo picadas y 2 tazas de carne de salmón cocida y desmenuzada. Salar. Aparte, disolver 3 sobres de gelatina sin sabor en 1 taza de caldo desgrasado caliente y agregar a la preparación anterior. Mezclar bien, colocar en un molde de budín inglés y refrigerar hasta que esté firme.

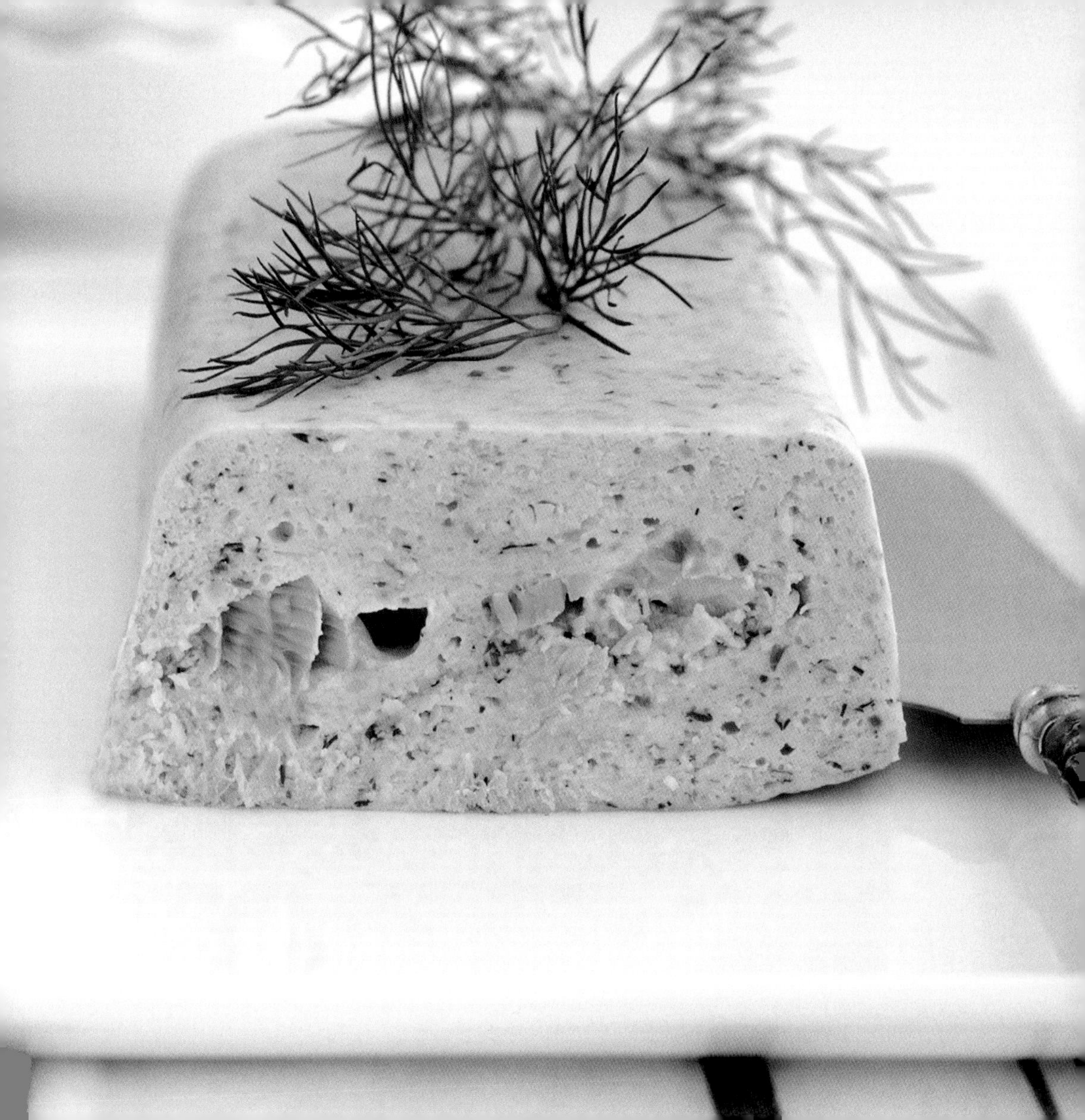

Hinojo al pomodoro

Ingredientes

2 bulbos de hinojo - 2 tomates pelados, sin semillas y picados - 1 blanco de puerro picado - 1 diente de ajo picado - rocío vegetal, cantidad necesaria - 1 taza de caldo desgrasado - 1 cucharadita de orégano - Sal a gusto.

Preparación

1) Hervir durante 10 minutos los hinojos. Retirar y reservar.

2) Calentar el rocío vegetal y saltear el puerro hasta que transparente. Agregar el ajo.

3) Cuando esté dorado, añadir los tomates, el caldo y los hinojos.

4) Condimentar con el orégano, salar y cocinar a fuego mediano durante 20 minutos, o hasta que el hinojo se tiernice.

5) Servir caliente o tibio.

Una variante para los amantes del hinojo, esta ensalada tibia es deliciosa y muy fácil de hacer: cocinar 4 bulbos de hinojos por 15 minutos en agua hirviendo, con un puñado de sal y 1 cucharada de azúcar. Escurrir, dejar entibiar y cortar en rodajas. Cortar 1 cebolla y 1 cebolla morada en rodajas y cocinarlas por 5 minutos en agua hiriviendo con 2 cucharadas de vinagre. Mezclar los hinojos y las cebollas tibias con 2 tomates cortados y hojas de lechuga o escarola. Aliñar y servir

Zucchini a la menta

Ingredientes

4 zucchinis - 1 morrón rojo picado - Jugo de 1 limón - 5-6 hojitas de menta fresca picadas - 1 cucharada de perejil fresco - 1 diente de ajo picado - 2 cucharadas de aceite de oliva - Sal a gusto.

Preparación

1) Preparar un aderezo con el aceite de oliva, el jugo de limón, la menta, el perejil y el ajo.

2) Cortar los zucchinis en cintas muy finas, con una mandolina o con un pelapapas. Disponer sobre una fuente o plato y salar.

3) Condimentar con el aderezo y llevar a la mesa de inmediato.

Escabeche de zucchinis: cortar en rodajas 1 kg de zucchinis y cocinarlos en 1 l de vinagre de alcohol al que se le habrá añadido 1 l de agua y un puñado de sal gruesa. Cuando estén tiernos pero firmes, retirarlos y escurrirlos. Colocarlos en frascos y agregar orégano, ají molido, ajo en láminas y algunas hojas de laurel. Cubrir con aceite y dejar estacionar por 2 semanas antes de consumir.

Ensalada de pollo, naranjas y lechugas

Ingredientes

½ planta de lechuga mantecosa - ½ planta de lechuga morada - 1 pechuga de pollo, deshuesada y sin la piel - 1 zucchini - 2 naranjas - 1 cucharada de miel - 1 cucharadita de jengibre en polvo - 120 ml de jugo de limón - Sal y pimienta - Mayonesa vegetal a la naranja.

Preparación

1) Condimentar la pechuga de pollo con sal y pimienta y untarla con la miel. Colocarla en una fuente pequeña, agregar el jugo de limón y cocinar en un horno con fuego mediano por 35 minutos, dando vuelta a mitad de la cocción. Retirar, dejar enfriar y cortar en juliana gruesa.

2) Retirar la piel del zucchini dejando adherida a ésta una buena parte de la "pulpa". Cortar en juliana y reservar.

3) Pelar la naranja, retirar la parte blanca y separar los gajos. Reservar.

4) Cortar las lechugas en trozos grandes y mezclar con la juliana del pollo, el zucchini y los gajos de naranja. Aderezar con mayonesa vegetal a la naranja y servir de inmediato.

Mayonesa vegetal a la naranja: Pelar 1 zanahoria grande y 1 papa mediana, cortar en cubos (más chicos los de la zanahoria) y cocinar en agua hirviendo por 20 minutos. Retirar y escurrir. Licuar o procesar la zanahoria y la papa con 120 ml de aceite de maíz o girasol y 1 cucharadita de ralladura de naranja hasta obtener una salsa pareja. Condimentar con sal y pimienta y dejar enfriar por completo antes de utilizar.

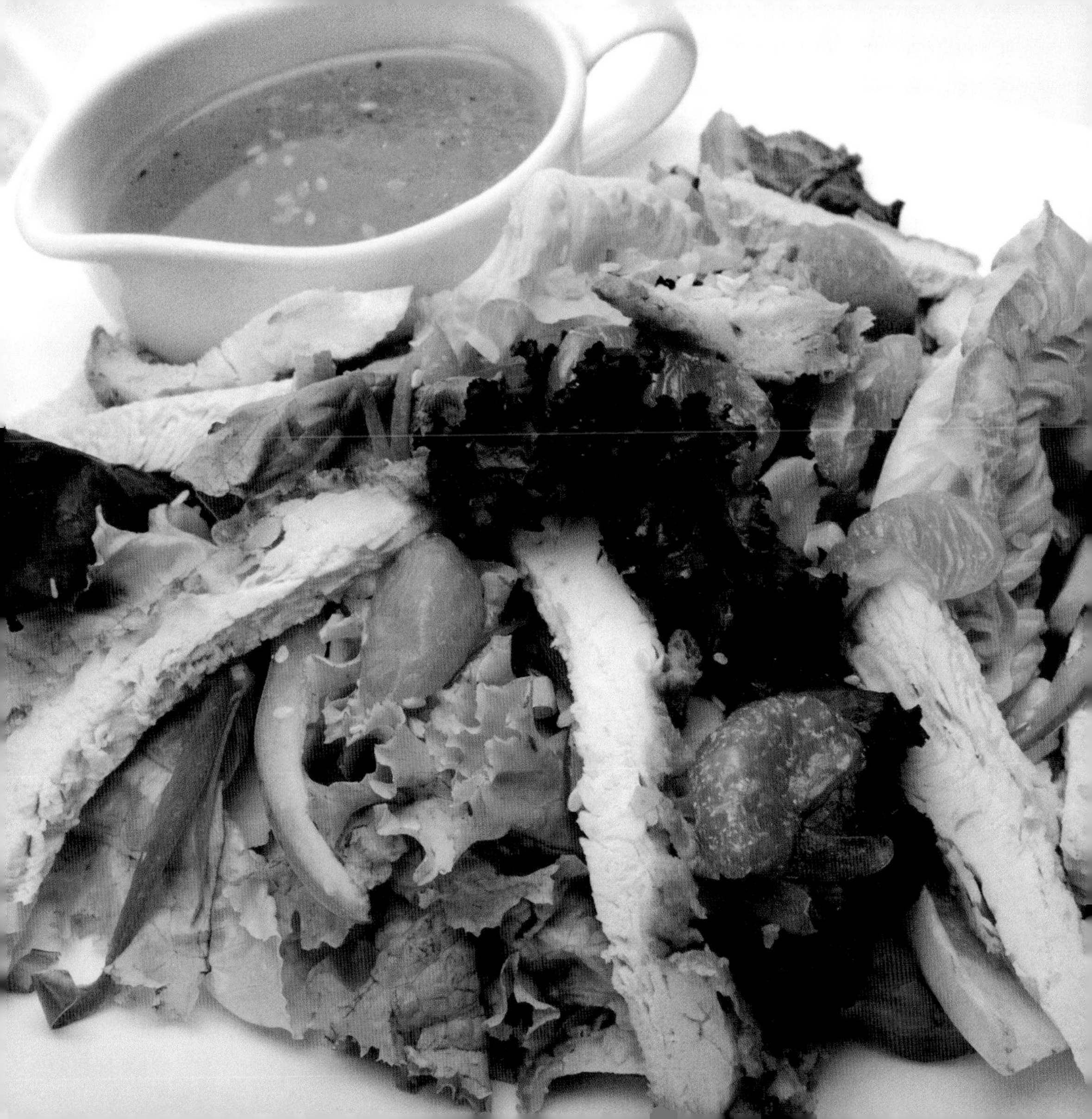

Ensalada tibia de vegetales

Ingredientes

150 g de flores de brócoli - 150 g de flores de coliflor - 1 choclo - 1 zanahoria - 150 g de repollitos de Bruselas - ½ paquete de espárragos - 100 g de arvejas (pueden ser congeladas) - 1 tomate - ½ cebolla colorada - Hojas de lechuga - 5 cucharadas de aceite de oliva - Sal y pimienta.

Preparación

1) Cocinar al vapor o hervir los vegetales (con las excepciones del tomate, las hojas de lechuga y la cebolla colorada), por separado. Los tiempos de cocción son distintos:
- brócoli y coliflor: 7 minutos.
- choclo y arvejas: 5 minutos.
- zanahoria: 20 minutos.
- repollitos de bruselas: 6 minutos.
- espárragos: 10 minutos.

2) Utilizar las flores de brócoli y coliflor y los repollitos enteros, la zanahoria cortada en bastones, el choclo desgranado y los espárragos desechando los tallos duros.

3) Una vez vez tibios los vegetales cocidos, mezclar con el tomate cortado en dados, las hojas de lechuga y la cebolla colorada cortada en rodajas finas. Aliñar con el aceite de oliva, sal y pimienta, y servir.

Hay que animarse a preparar las ensaladas tibias, son una propuesta bastante innovadora pero vale la pena probarlas, son una excelente y completa entrada.

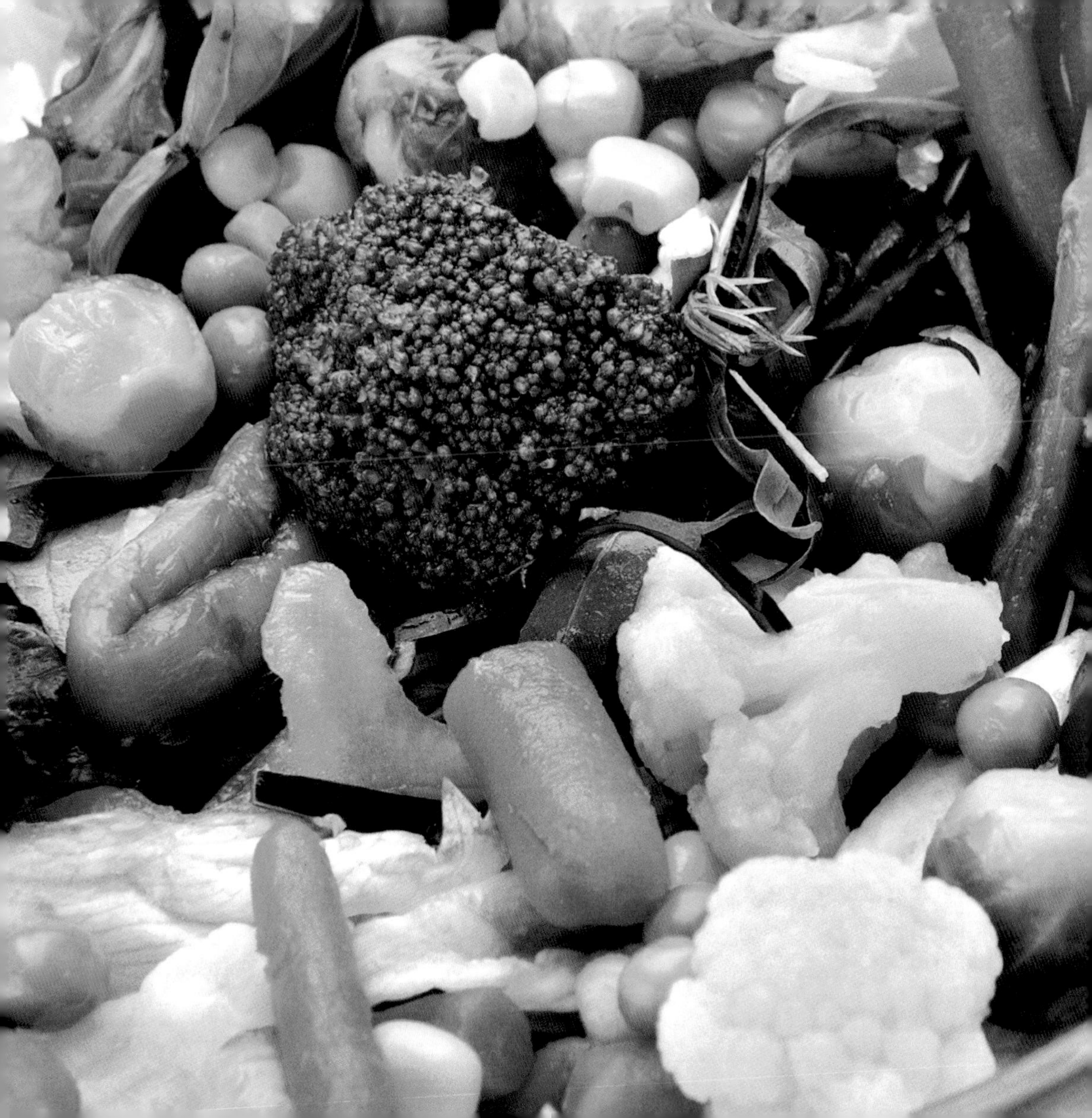

Terrina de vegetales

Ingredientes

2 sobres de gelatina sin sabor - 1 taza de ricota descremada - 1 yogur natural descremado - 1 bandeja de champiñones frescos, fileteados y cocidos - 1 pepino pelado, sin semillas y cortado en cubos - 1 morrón rojo cocido y cortado en cubos - 2 cucharadas de jugo de limón - Sal a gusto.

Preparación

1) Calentar un poco de agua y disolver en ella la gelatina.

2) Mezclar la ricota con el yogur, el jugo de limón, los champiñones, el pepino y el morrón. Agregar la gelatina y mezclar bien. Salar.

3) Colocar la preparación en un molde de budín forrado con papel manteca y refrigerar un mínimo de 4 horas o hasta que la preparación esté firme.

Esta terrina también se puede elaborar con zanahorias cocidas, hojas de espinaca blanqueadas y otra variedad de hongos. También así resulta exquisita.

Ensalada verde con nueces

Ingredientes

1 paquete de rúcula cortada en juliana - 1 paquete de espinaca cortada en juliana - Unas hojas de alguno o varios tipos de lechuga (mantecosa, criolla, morada, etc.) cortadas en juliana - 2 cucharadas de aceite de oliva - 1 cucharada de vinagre - 1 cucharadita de queso crema - 1 cucharada de nueces picadas - Sal a gusto.

Preparación

1) Preparar un aderezo con el aceite de oliva, el vinagre y el queso crema.

2) Colocar todas las hojas en una ensaladera. Salar, agregar el aderezo y mezclar bien.

3) Espolvorear con las nueces antes de servir.

Esta vinagreta con mostaza es ideal para darle un toque distinto a cualquier ensalada verde: mezclar 4 cucharadas de aceite de maíz o girasol con 1 cucharada de mostaza tipo Dijon, ½ cucharada de vinagre de alcohol, sal y pimienta. Batir todos los ingredientes hasta emulsionar y agregar a la ensalada en el momento de servir.

Platos **principales**

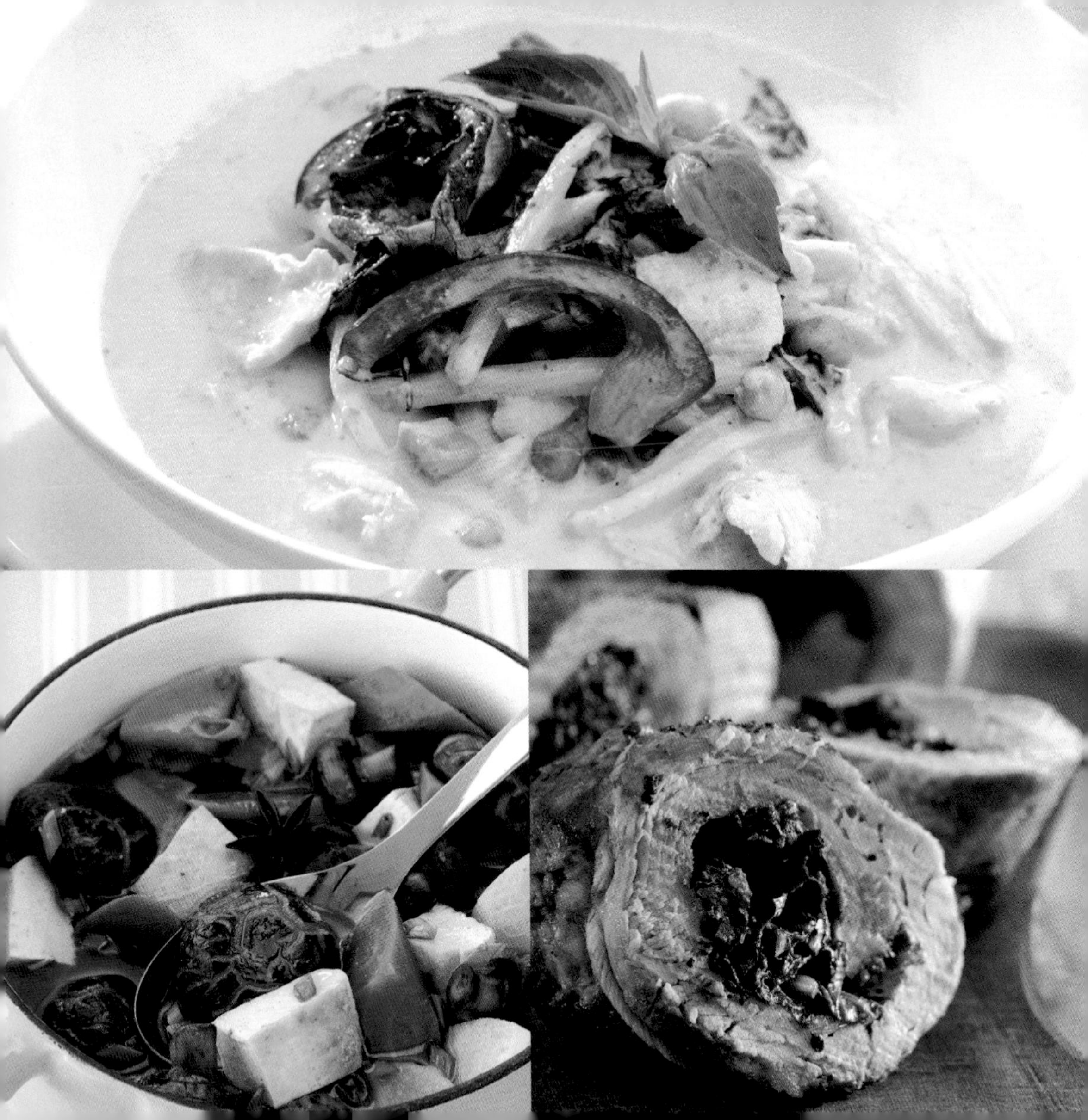

Guiso de tofu y hongos

Ingredientes

1 taza de caldo de verduras - 1 taza de tofu cortado en cubos - 4 zanahorias cortadas de forma irregular - 1 taza de hongos - 3 cebollas chicas cortadas en cuartos - Verde de 2 cebollas de verdeo cortado en rodajas muy finas - 2 cucharadas de salsa de soja - 1 anís estrellado - Aceite de girasol, cantidad necesaria - Sal a gusto.

Preparación:

1) Disolver la salsa de soja en el caldo y agregarle el anís estrellado y las zanahorias.

2) Llevar al fuego y hervir hasta que las zanahorias se tiernicen levemente.

3) Agregar las cebollas y cocinar 10 minutos más.

4) Añadir los hongos y el tofu, salar y cocinar otros 5 minutos. Si fuera necesario, agregar más caldo, pero tener en cuenta que debe tener consistencia de guiso, no de sopa.

5) Servir espolvoreado con las rodajas de cebolla de verdeo y una cucharada de aceite de girasol crudo por porción.

Este guiso es de origen oriental, el anís estrellado y la salsa de soja le dan un sabor peculiar y muy aromático.

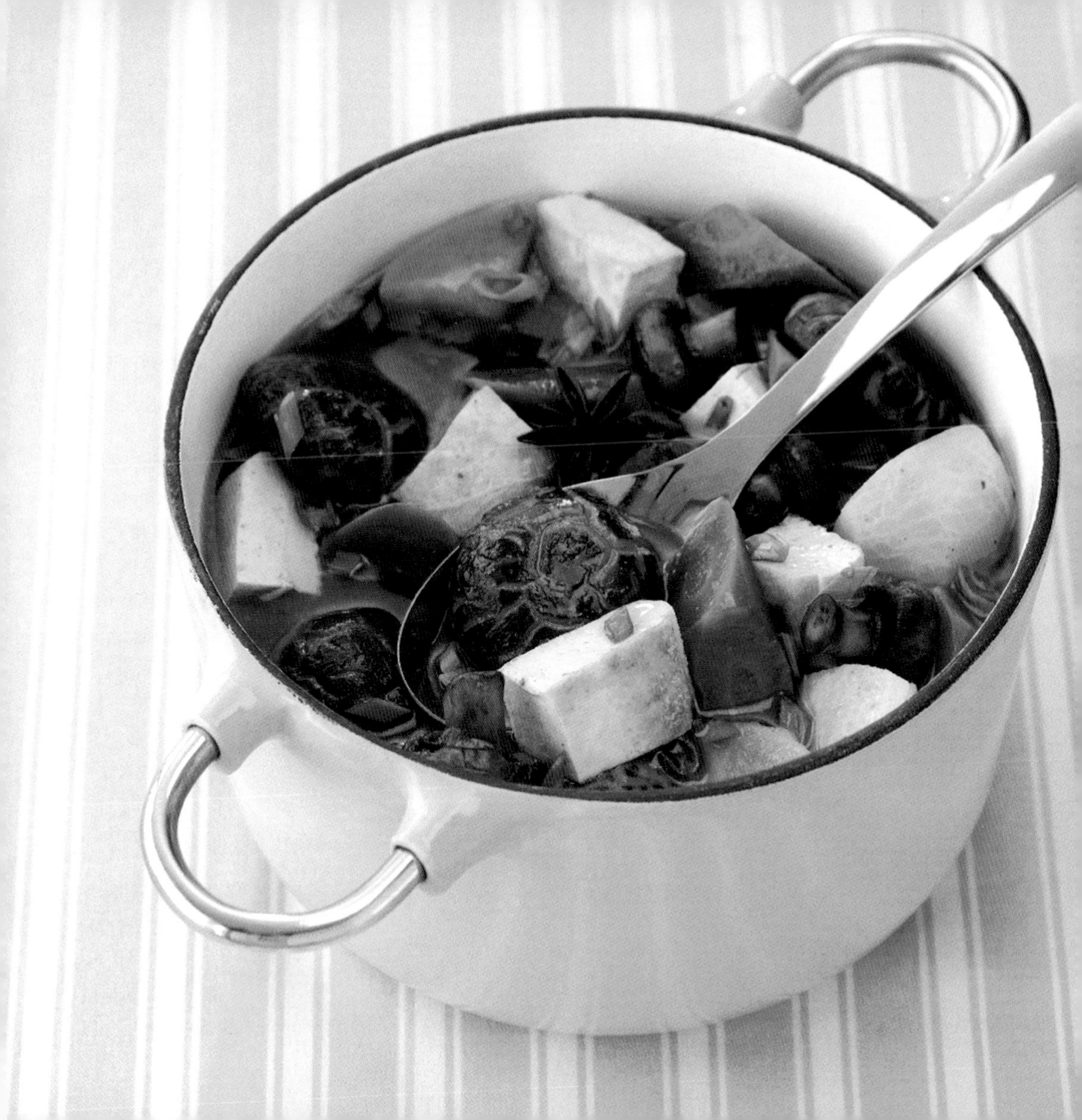

Pollo al curry

Ingredientes

3 pechugas de pollo, deshuesadas y sin la piel, cortadas en láminas - 2 morrones rojos, cortados en tiras - 150 g de arvejas al natural, escurridas - 200 g de brotes de bambú - 2 puerros, sólo la parte blanca, picados - 4 ajíes rocotos - 1 cucharada de cilantro picado - 1 cucharadita de curry - 250 ml de leche de coco - rocío vegetal, cantidad necesaria - 4 cucharadas de jugo de lima - Sal - Hojas de albahaca, para decorar.

Preparación

1) Calentar el rocío vegetal en una cacerola, agregar las láminas de pollo, condimentar con sal y saltear 5 minutos.

2) Añadir los morrones y los puerros, y seguir salteando por otros 5 minutos.

3) Incorporar el jugo de limón, el curry, el cilantro, los rocotos y la leche de coco. Cocinar por 20 minutos con fuego bajo.

4) Agregar las arvejas y los brotes de bambú, cocinar 5 minutos más y servir, decorando con hojas de albahaca.

El curry es una mezcla de especias de origen hindú. En ese país, hay tantos currys como los cocineros que existen. De todas formas, no puede faltar la cúrcuma en su composición.

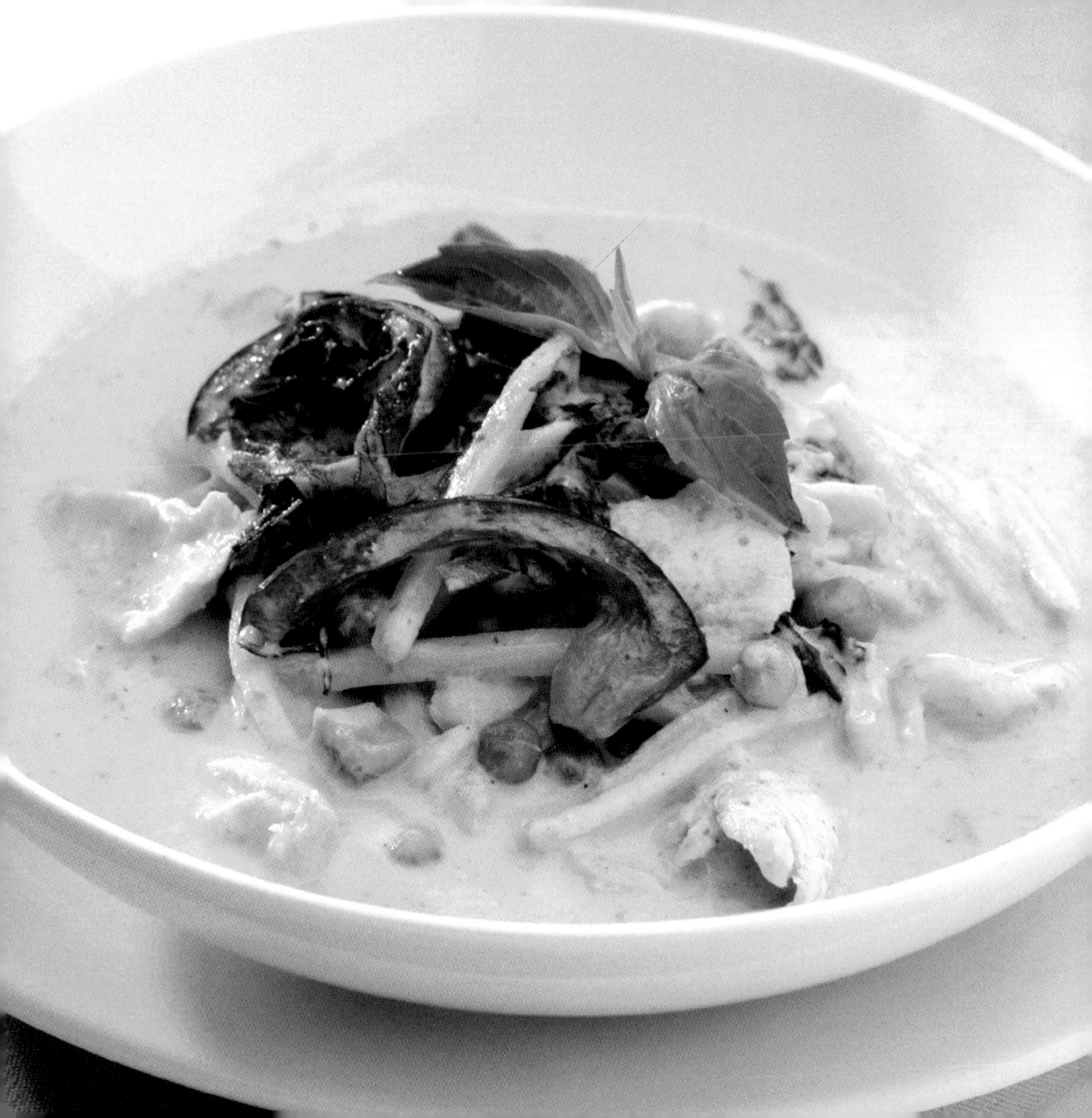

Malfatti de ricota

Ingredientes

400 g de ricota - 8 hojas de lechuga picadas - 1 puñado de hojas de albahaca picadas - ½ cucharadita de nuez moscada - 2 claras - 2 cucharadas de harina de trigo integral - Sal a gusto.

Preparación

1) En un recipiente mezclar bien la ricota, las claras, la lechuga, la albahaca, la sal y la nuez moscada.

2) Agregar la harina de a poco y sin dejar de mezclar, hasta formar una pasta homogénea.

3) Con la preparación obtenida, formar pequeñas bolitas.

4) Poner una a una en una cacerola con agua hirviendo que se encuentre al fuego y, cuando suban a la superficie, retirar con una espumadera.

5) Servir bien caliente con la salsa de su elección

Salsa sugerida: Calentar 1 cucharada de aceite en una sartén a fuego mediano y rehogar 1 diente de ajo picado durante 2 minutos. Agregar 1 taza de puré de tomates, 1 cucharadita de azúcar y salar. Bajar el fuego al mínimo y cocinar durante 10 minutos.

Pollo al ajillo

Ingredientes

2 patas con muslo sin piel - 1 vaso de vino blanco - 4 dientes de ajo pelados y enteros - 1 hoja de laurel - 1 cucharadita de romero seco - 1 cucharadita de tomillo seco - 1 taza de caldo desgrasado - Sal a gusto.

Preparación

1) Ubicar los trozos de pollo en una cacerola y agregarle el vino, los dientes de ajo, el laurel, el romero y el tomillo.

2) Dejar macerar durante un mínimo de 3 horas. Revolver de cuando en cuando.

3) Al cabo de ese tiempo, agregarle el caldo y llevar al fuego.

4) Cocinar hasta que el pollo quede tierno y buena parte del líquido se haya evaporado.

5) Servir caliente o tibio con una ensalada o con cualquier guarnición que presentamos en este mismo volumen.

Guarnición sugerida: hervir unas papas con su piel, una vez cocidas pelarlas y hacer un puré al que se agregará un paquete de espinaca, las hojas hervidas, bien escurridas y picadas, ½ vaso de leche descremada, nuez moscada, sal y pimienta.

Guiso vegetariano

Ingredientes

1 calabaza pelada y cortada en cubos - 2 tazas de caldo de carne o de verdura desgrasado - 1 cebolla cortada en rodajas - 2 puerros cortados en rodajas - 1 diente de ajo picado - rocío vegetal, cantidad necesaria - 1 cucharada de hojas de salvia - Sal a gusto.

Preparación

1) Calentar el rocío vegetal en una olla y saltear la cebolla y el puerro durante 5 minutos. Hacia el final, agregar el ajo.

2) Añadir la calabaza y saltear unos 10 minutos más, revolviendo de cuando en cuando.

3) Bajar el fuego al mínimo y agregar el caldo y las hojas de salvia. Salar.

4) Cocinar hasta que la calabaza esté tierna.

Variante con garbanzos: Poner 2 cucharadas de aceite de girasol en una olla al fuego y rehogar 1 cebolla picada y 1 morrón rojo y 1 morrón verde cortados en juliana. A último momento, agregar 2 dientes de ajo picados y rehogar 1 minuto más. Añadir 2 latas de garbanzos, 4 tomates pelados y cortados en cubos y ½ taza de caldo de verdura desgrasado. Salar y cocinar a fuego bajo hasta que el líquido se evapore casi en su totalidad. Dejar reposar unos minutos y servir.

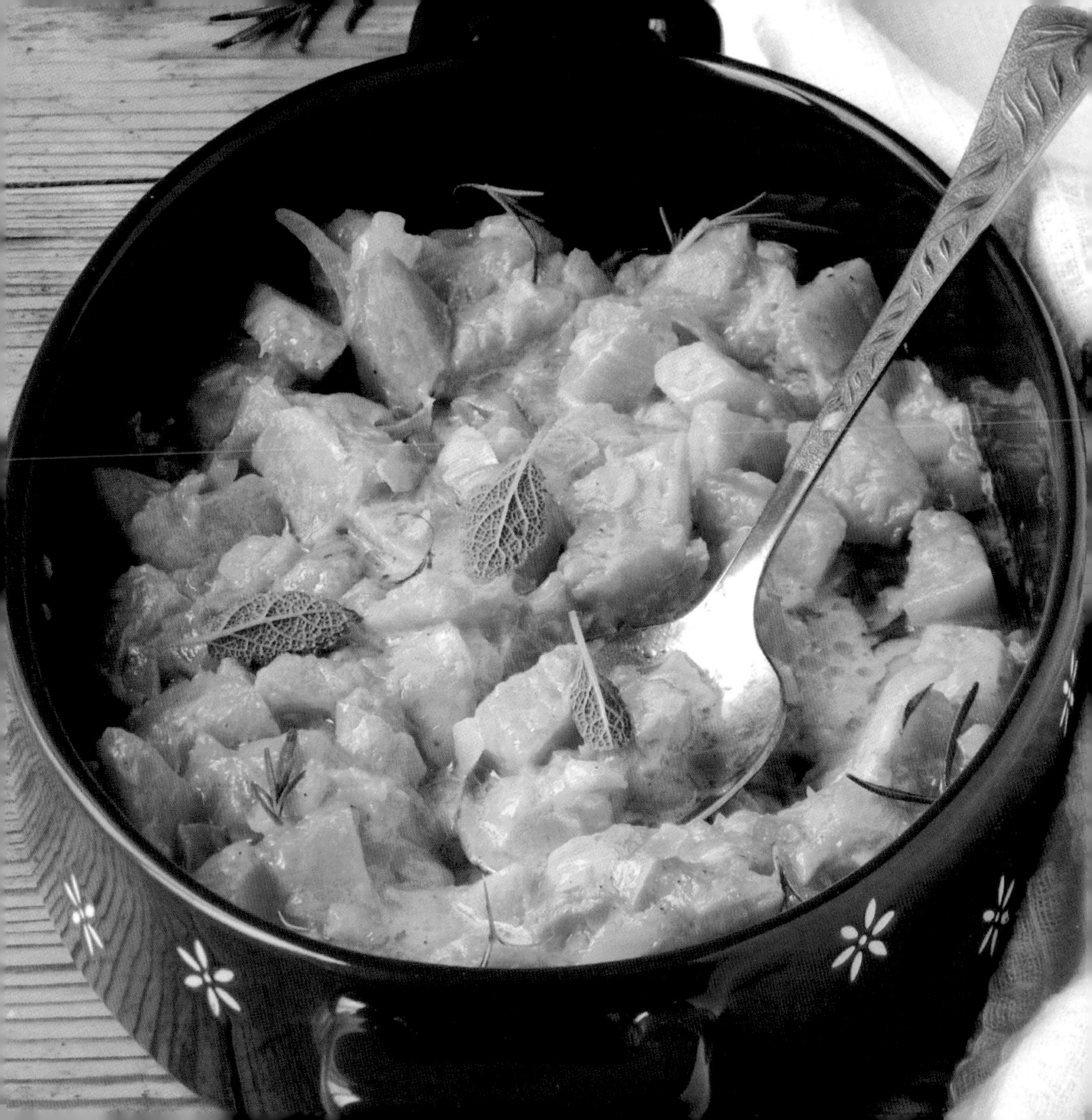

Merluza, calabaza y berros

Ingredientes

800 g de merluza cortada en 4 filetes gruesos - 1 kg de calabaza - ½ atado de berros - 50 ml de crema de leche light - rocío vegetal, cantidad necesaria - 2 cucharadas de jugo de limón - ½ vaso de vino blanco - ½ l de caldo de vegetales - Harina para rebozar los filetes - 3 cucharadas de aceite de oliva, sal y pimienta - Una pizca de nuez moscada.

Preparación

1) Condimentar con sal y pimienta los filetes de merluza y pasarlos por harina. Reservar.

2) Pelar la calabaza y cocinarla al vapor hasta que esté bien tierna. Hacer un puré, agregando la crema de leche y condimentando con sal, pimienta y nuez moscada. Reservar al calor.

3) Calentar el rocío vegetal en una sartén grande. Rebozar con harina los filetes de pescado y sellarlos, cocinándolos 3 minutos por lado. Añadir el caldo y el vino, y salpimentar. Continuar la cocción por 10 minutos, dando vuelta una vez.

4) Servir en platos individuales, colocando en el fondo una porción de puré de calabaza, encima un filete y sobre éste, el berro aderezado con sal, pimienta, aceite de oliva y jugo de limón.

Merluza con salsa verde: alternar en una cacerola capas de filetes de merluza, papas y cebollas cortadas en rodajas finas, una buena cantidad de perejil picado y condimentar con sal y pimienta. Cubrir con caldo de verduras desgrasado y cocinar por 45 minutos. Servir bien caliente.

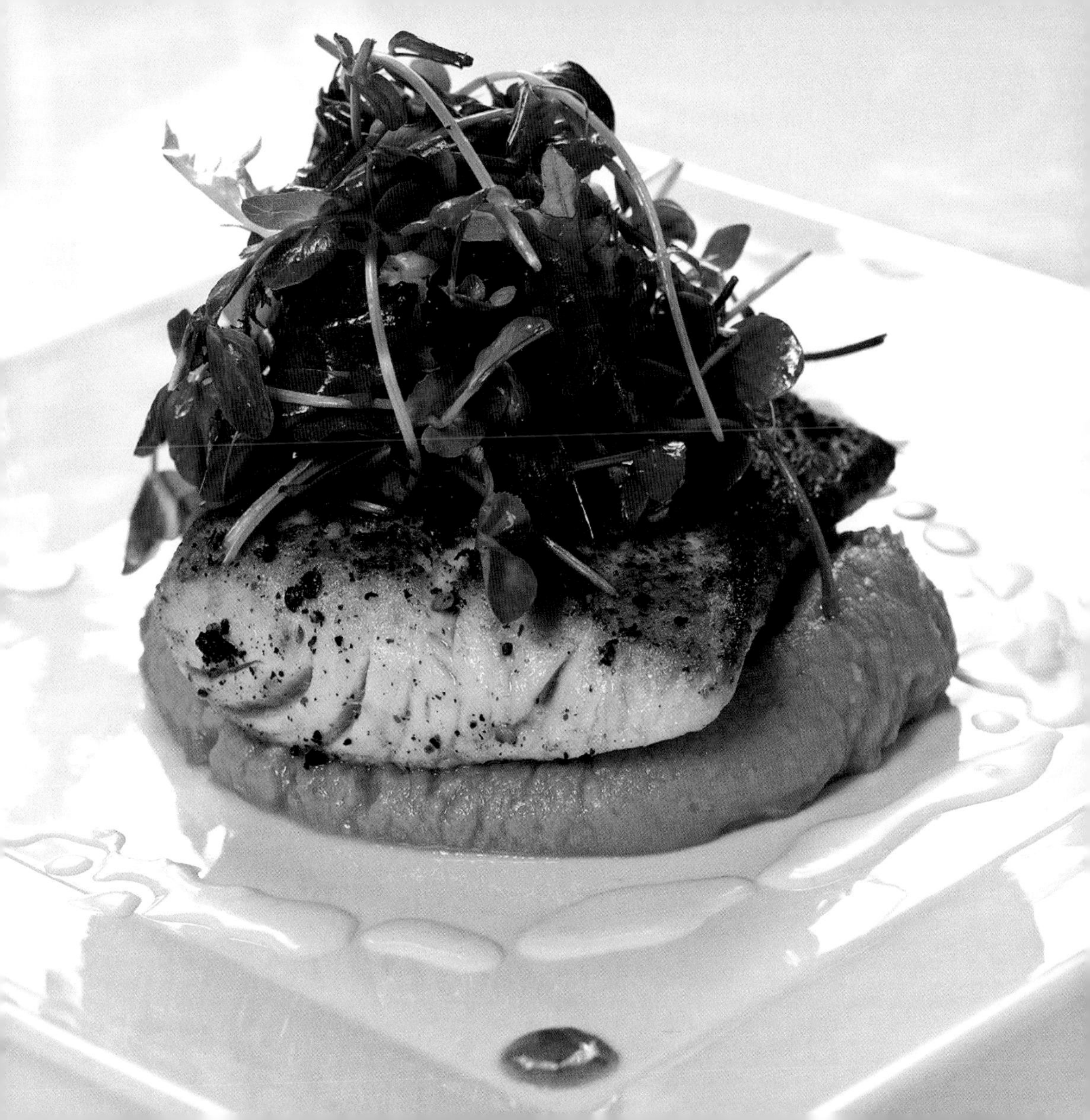

Hamburguesas de ternera

Ingredientes

½ kg de carne de ternera magra picada - 1 cebolla picada - 2 huevos - 1 cucharada de salvado de trigo - 1 cucharada de perejil fresco picado - rocío vegetal, cantidad necesaria.

Preparación

1) Mezclar bien la carne con la cebolla, el huevo, el salvado de trigo y el perejil. Salar.

2) Dividir la mezcla en porciones y forme con las manos pequeñas hamburguesas.

3) Lubricar una plancha con un poco de rocío vegetal y cocinar en horno u hornalla a fuego mediano de ambos lados hasta que alcancen el punto deseado.

4) Acompañar con alguna de las ensaladas o las guarniciones que presentamos en este mismo volumen.

La ternera se puede reemplazar por carne de cerdo: carré desgrasado y pasado por la máquina de picar. Eso sí, hay que cocinarlas bien, no deben quedar jugosas.

Ternera al laurel

Ingredientes

½ kg de carne de ternera magra en una pieza (peceto, lomo, etc.) - 1 taza de caldo desgrasado - 5 hojas de laurel - 2 cebollas picadas - 2 echalotes picados - rocío vegetal, cantidad necesaria - Sal a gusto.

Preparación

1) Cubrir la pieza de carne con rocío vegetal y, con fuego bien fuerte, dorarla de forma pareja en una olla, darla vuelta todas las veces que sean necesarias. Retirar y reservar.

2) Calentar rocío vegetal en la misma olla, sin lavarla, y saltear las cebollas y los echalotes hasta que transparenten.

3) Incorporar nuevamente la carne y añadir el caldo y las hojas de laurel. Salar.

4) Tapar y continuar la cocción durante 30 minutos.

5) Colocar la pieza de carne en una fuente, derramarle por encima la salsa obtenida con la cocción y cortarla en tajadas gruesas.

6) Acompañar con una ensalada o con una guarnición a elección.

Peceto a la criolla: luego de dorar la carne, agregar cebollas, morrones y tomates cortados en tiras y unos dientes de ajo picados. Salar y cocinar hasta logar el punto deseado.

Lomo al horno con mostaza

Ingredientes

1 lomo pequeño (menos de 1 kg) - 2 cebollas cortadas en aros - 1 vaso de vino blanco - 1 cucharada de mostaza - 1 cucharada de perejil picado - rocío vegetal, cantidad necesaria - sal y pimienta.

Preparación:

1) Untar bien el lomo con la mostaza. Condimentarlo con la cucharada de perejil, salpimentarlo y reservar.

2) Lubricar con rocío vegetal una fuente para horno. Agregar las cebollas formando un "colchón" y ubicar encima el lomo.

3) Calentar el horno, volcar el vino blanco sobre la carne y cocinar con fuego medio por 1 hora, dando vuelta una vez. Antes de servir, dejar reposar unos minutos y acompañar con vegetales al vapor o puré de calabaza.

Variante con crema: en el punto 3 de la receta, añadir también 150 ml de crema light y calentar de la misma manera. También le va muy bien espolvorear con hojas de estragón picadas.

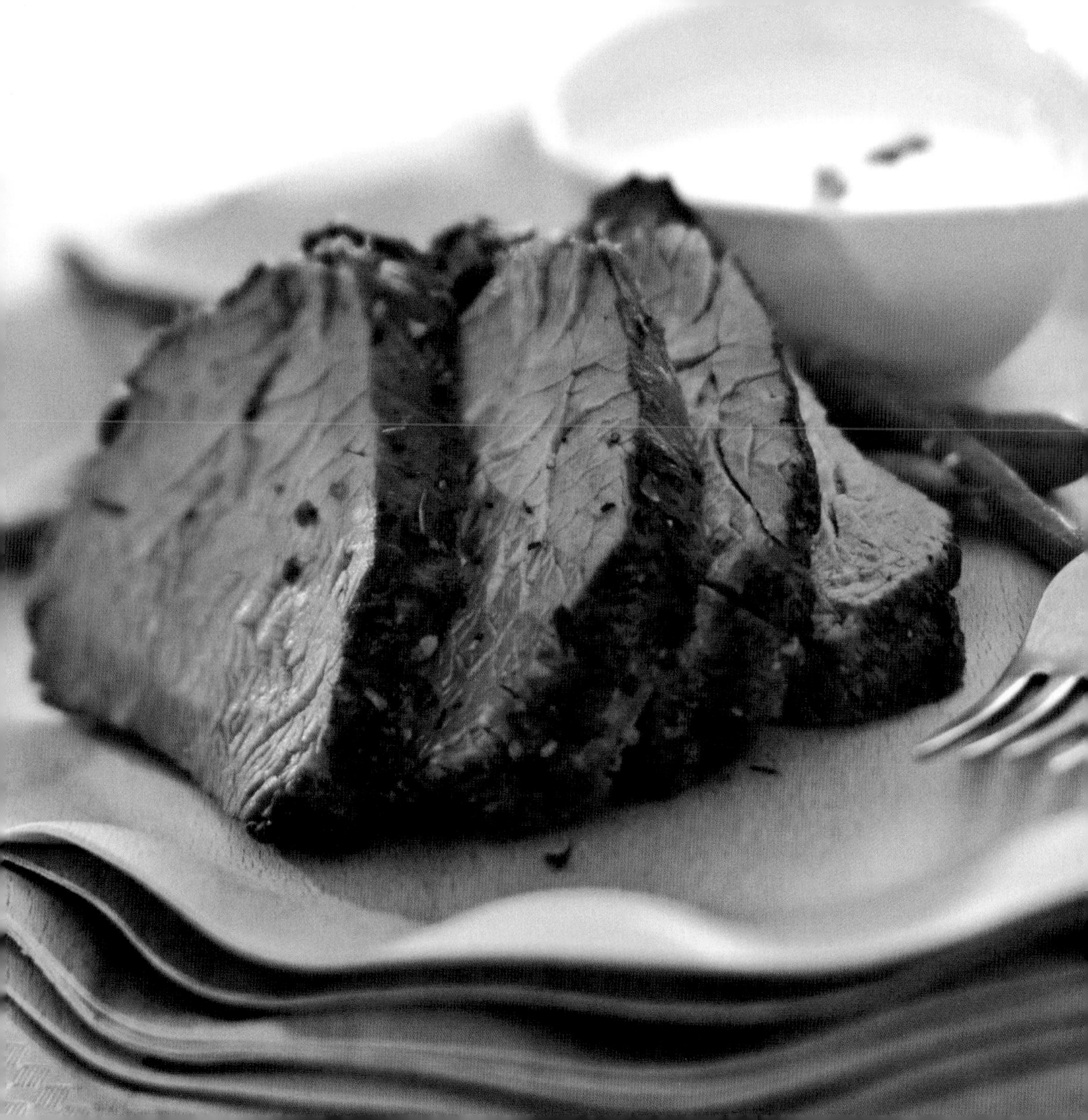

Hamburguesas de pollo

Ingredientes

2 pechugas de pollo sin piel - 1 puerro picado - 1 cebolla picada - 2 huevos - 2 cucharadas de salvado de trigo - rocío vegetal, cantidad necesaria - Sal a gusto.

Preparación

1) Procesar el pollo, con el puerro, la cebolla, el huevo y el salvado hasta obtener una pasta uniforme. Salar.

2) Dividir la mezcla en porciones y formar con las manos pequeñas hamburguesas.

3) Lubricar una placa o asadera con rocío vegetal, colocar sobre ella las hamburguesas, tapar con papel de aluminio y cocinar en horno medio a fuerte por espacio de 20-30 minutos.

4) Acompañar con una ensalada o con la guarnición de su preferencia

Hamburguesas de pescado: en la mezcla del punto 1 de la receta, reemplazar el pollo con filetes de merluza y agregar un poco de perejil y 1 diente de ajo picados.

Pastel de pescado

Ingredientes

½ kg de pollo de mar, o de otro pescado de carne firme - 1 cebolla picada - 4 cucharadas de salvado de trigo - 2 huevos - 1 cucharada de perejil fresco picado - 2 tomates sin jugo ni semillas picado - 4 cucharadas de queso crema descremado - Sal a gusto.

Preparación

1) Procesar todos los ingredientes hasta obtener una pasta homogénea y espesa. Salar.

2) Forrar con papel manteca una budinera y volcar la mezcla en ella.

3) Cocinar en horno mediano durante 30-35 minutos.

4) Desmoldar, servir en tajadas y acompañar con algunas de las guarniciones o las ensaladas que presentamos en este mismo volumen.

Los filetes de gatuzo son también ideales para preparar esta receta. Si bien son rosados, cuando se cocinan resultan un carne blanca muy sabrosa.

Brochette de pollo

Ingredientes

2 pechugas de pollo sin la piel y deshuesadas, cortadas en cubos - 1 morrón rojo, cortado en trozos - 1 morrón verde, cortado en trozos - 1 zucchini, cortado en rodajas - 200 g de champiñones, medianos - rocío vegetal, cantidad necesaria - Jugo de limón, cantidad necesaria - Sal y pimienta.

Preparación:

1) Colocar en un bol los trozos de pollo, los morrones, el zucchini y los champiñones. Cubrir con jugo de limón y condimentar con sal y pimienta.

2) Calentar con fuego fuerte la plancha o la parrilla y lubricar con un poco de rocío vegetal.

3) Colocar en los palillos de brochette trozos de pollo, morrón y champiñones, alternándolos, y ubicar sobre la plancha o la parrilla con calor moderado. Cocinar 25 minutos, aproximadamente, dando vuelta varias veces para que la cocción sea pareja y pintándolos con el jugo de limón. Servir bien calientes.

Variante: alternar los trozos de pollo con otros de berenjena y tomates cherrys, también es una brochette excelente.

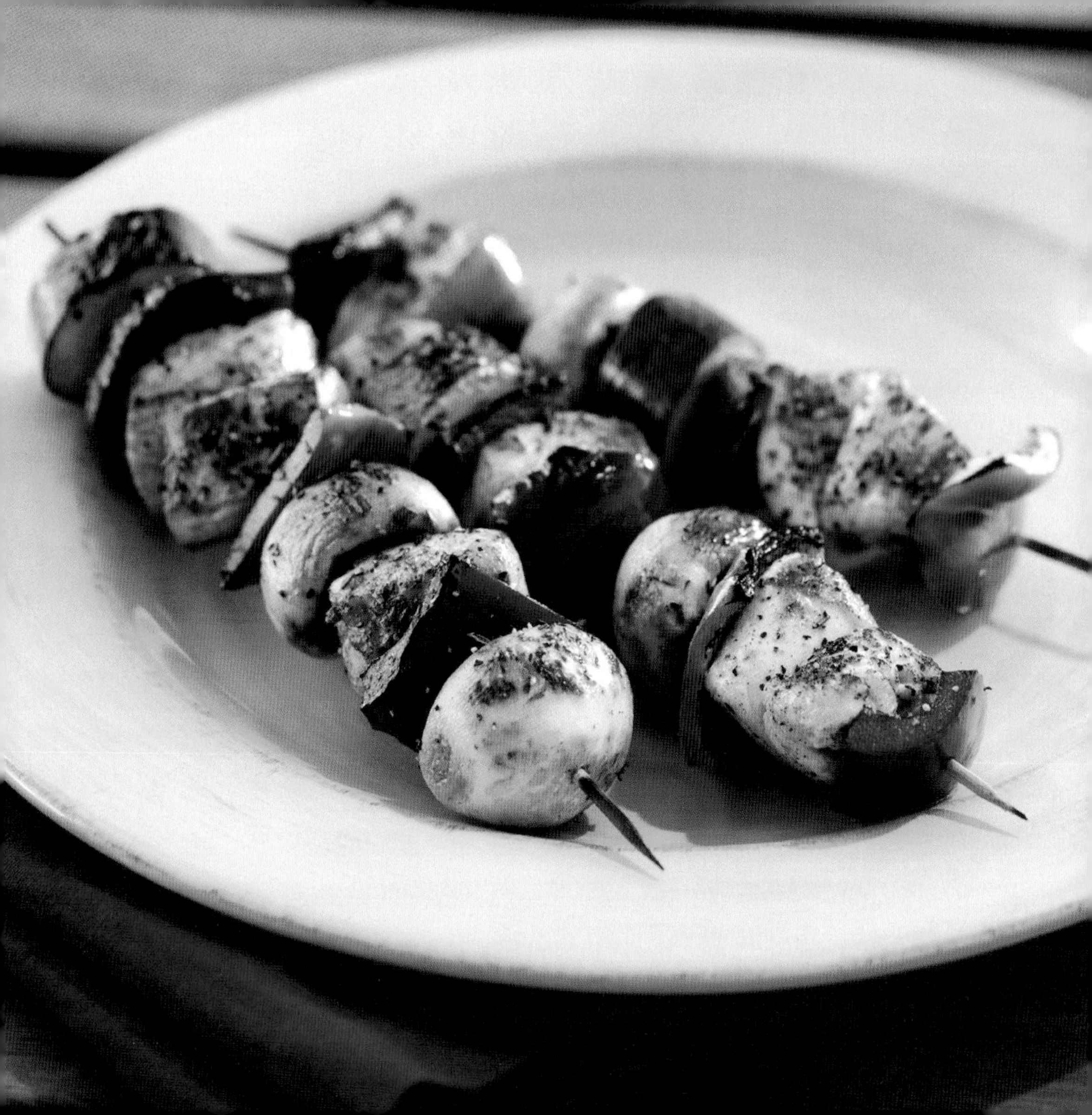

Solomillos de cerdo arrollados

Ingredientes

4 solomillos de cerdo - 1 paquete de espinacas - 150 g de tomates secos - 100 g de aceitunas negras, descarozadas - 1 diente de ajo, picado - Sal y pimienta.

Preparación

1) Abrir los solomillos en forma de libro, de la forma más prolija posible. Condimentarlos con sal y pimienta.

2) Retirar los tallos de las espinacas y hervirlas 1 minuto en poca agua. Escurrir bien, picar, mezclar con el ajo picado y reservar.

3) Colocar en remojo los tomates en agua tibia por 2 horas, para hidratarlos. Escurrirlos bien y cortarlos en trozos.

4) Picar las aceitunas y reservar.

5) Colocar en uno de los costados una hilera de espinacas picadas y sobre ellas algunos trozos de tomates secos y aceitunas picadas. Enrollar, apretando bien el relleno y atar con hilo de cocina para mantener una forma cilíndrica. Luego, envolver los rollos con papel film.

6) Hervir los solomillos arrollados en abundante agua por 1 hora. Retirar, dejar enfriar, retirar los hilos y el papel film, cortar en rodajas y servir.

Los solomillos de cerdo, los lomitos, son una carne magra pero muy sabrosa. Se cocinan rápidamente y también son excelentes si se los hace a la parrilla o en el horno.

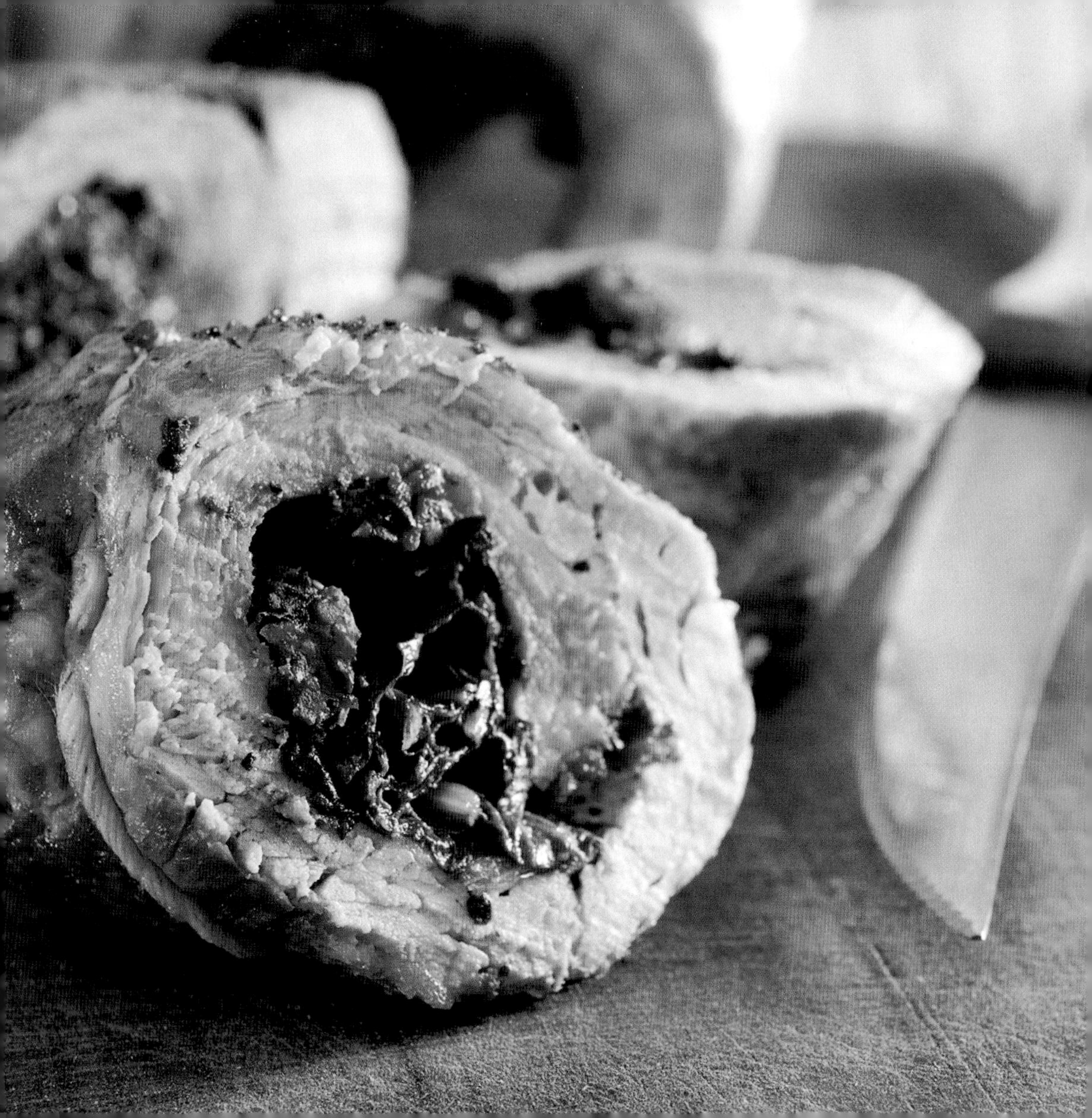

Besugo a las hierbas

Ingredientes

2 filetes de besugo u otro pescado de carne blanca - 1 cebolla picada - 1 tomate pelado y picado - 1 taza de caldo desgrasado - 1 cucharada de hierbas finas secas (tomillo, salvia, etc.) - rocío vegetal, cantidad necesaria - Sal a gusto.

Preparación

1) Calientar el rocío vegetal en una sartén y cocinar los filetes 2 minutos de cada lado. Retírelos y resérvelos.

2) En la misma sartén, agregando más rocío vegetal, saltear la cebolla hasta que transparente.

3) Bajar el fuego al mínimo y agregar los tomates y el caldo. Cocinar 15 minutos.

4) Ubicar los filetes en la sartén, sale la preparación y continúe cocinando 4-5 minutos más, tapado.

5) Apagar el fuego y servir espolvoreado con las hierbas.

6) Acompañar con ensaladas o con la guarnición que se desee.

El besugo es un pescado exquisito, su carne es muy sabrosa pero tiene la dificultad de tener muchas espinas, por eso recomendamos comprar filetes despinados.

Brochette de langostinos

Ingredientes

10 langostinos grandes limpios y pelados - 20 tomates cherries - 1 morrón rojo cortado en cubos medianos - 1 morrón verde cortado en cubos medianos - 2 cebollas pequeñas cortadas en cuartos - rocío vegetal, cantidad necesaria - Sal a gusto.

Preparación

1) Disponer alternativamente en palitos de brochette langostinos, tomates cherry, morrones rojos y verdes, y cebollas.

2) Pincelar con rocío vegetal y salar.

3) Cocinar en una parrilla a fuego mediano por 20 minutos, dándolos vuelta una sola vez.

4) Servir bien caliente.

Brochette de salmón: reemplazar los langostinos por cubos de salmón rosado y cocinar por 10 minutos, para que el pescado quede bien jugoso.

Postres,
batidos y bebidas

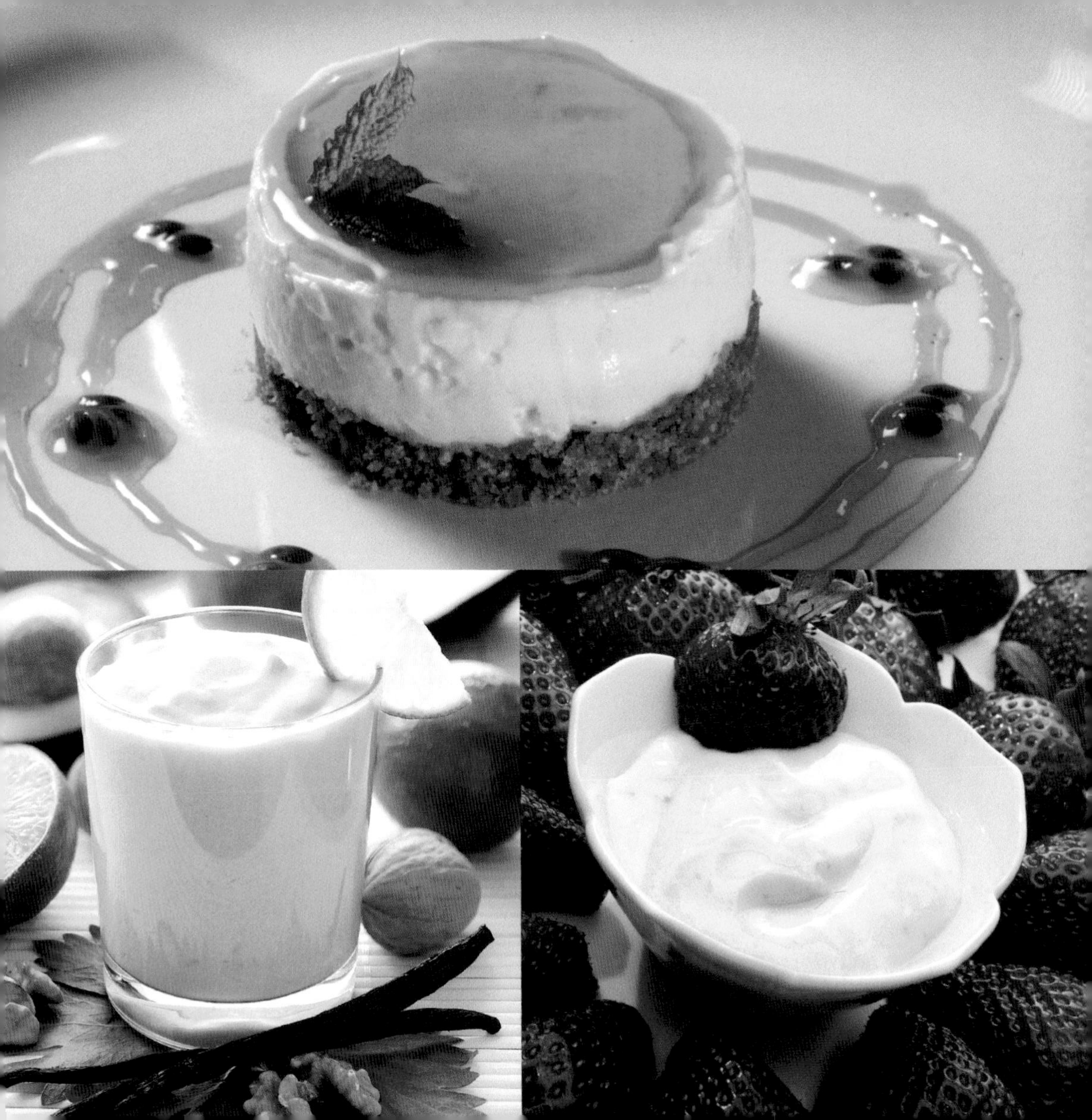

Frutillas con yogur y naranja

Ingredientes

500 g de frutillas limpias - 1 cucharada de edulcorante líquido - 1 cucharadita de ralladura de naranja - 4 yogures naturales (no saborizados).

Preparación:

1) Rociar las frutillas con el edulcorante, mezclar y llevarlas al frío por 9 minutos.

2) Mezclar las frutillas (con su jugo) con los yogures y la ralladura de naranja, disponer en copas y servir de inmediato.

Este es un postre muy simple que siempre tiene éxito. El yogur natural combina también muy bien con distintas preparaciones dulces y también saladas.

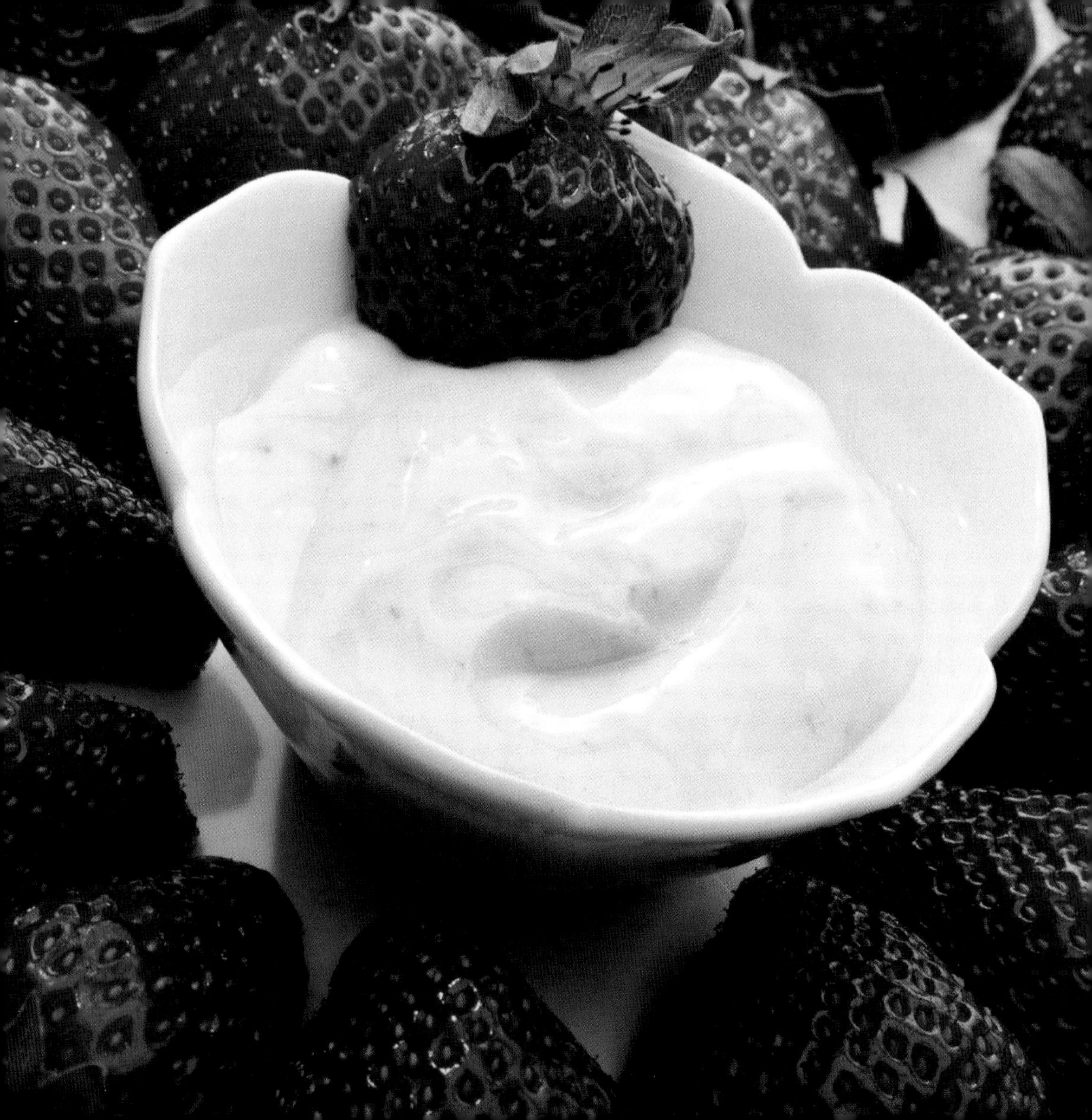

Membrillos a la vainilla

Ingredientes

2 membrillos pelados, cortados al medio y sin semillas - 1 chaucha de vainilla - Edulcorante líquido a gusto - 1 copete de queso crema descremado - 1 ramita de menta.

Preparación

1) Colocar los membrillos en un recipiente con abundante agua y unas gotas de edulcorante y la chaucha de vainilla y hervir durante 60 minutos o hasta que los membrillos se encuentren tiernos pero firmes.

2) Retirar y colar.

3) Servir fríos o tibios

4) Presentarlos adornados con un copete de queso crema y una ramita de menta fresca.

Los membrillos pertenecen a la familia de las frutas que siempre deben cocinarse. Estamos acostumbrados a consumirlos en forma de dulce compacto, por lo que esta receta es muy buena para descubrir otra manera.

Palitos helados de durazno

Ingredientes

¼ kg de duraznos pelados - Edulcorante líquido a gusto - 2 cucharadas de jugo de limón - 1 yogur descremado, apto para congelar.

Preparación

1) Procesar todos los ingredientes y colocar la mezla en moldes individuales previamente humedecidos con agua fría.

2) Colocar en el centro de cada molde un palito de plástico o madera de repostería.

3) Llevar al freezer hasta el momento de consumir.

Estos palitos helados se pueden hacer con una gran variedad de frutas: damascos, peras, kiwis, frutillas...

Cheesecake de maracuyá

Ingredientes

Para el cheesecake: ½ kg de ricota descremada, de queso crema descremado o de una mezcla de ambos - 4 huevos - 1 cucharadita de ralladura de limón - 1 cucharada de esencia de vainilla - ½ taza de azúcar light - 1 cucharada de harina - 1 taza de crema de leche light - ¼ kg de galletitas de agua - 1 cucharadita de edulcorante en polvo - 10 cucharadas de manteca light a punto pomada. **Para la salsa de maracuyá:** Pulpa de 2 maracuyás, con las semillas incluidas - 2 cucharadas de edulcorante líquido - ½ vaso de jugo de naranja - 1 sobrecito de gelatina sin sabor.

Preparación

1) Para hacer el cheesecake separar las claras de las yemas de huevo, y mezclar a estas últimas con la ricota o el queso crema, la harina, la ralladura de limón, la crema, la esencia de vainilla y la mitad del edulcorante.

2) Aparte, batir las claras a nieve, habiéndolas mezclado previamente con el resto del edulcorante. Añadir y mezclar cuidadosamente con la primera preparación.

3) Aparte, procesar las galletitas con la manteca y el edulcorante en polvo, y utilizar la mezcla obtenida para forrar un recipiente o molde. Sobre este, distribuir la mezcla de queso, pero llenando sólo hasta las ¾ partes, de forma tal que al cocinarla no se rebalse. Cocinar a baño María durante 30 minutos.

5) Dejar reposar 15 minutos y desmoldar.

7) Para la salsa de maracuyá: disolver el contenido del sobrecito de gelatina y el edulcorante en el jugo de naranja tibio. Agregarle la pulpa de maracuyá, mezclar bien y derrarmar sobre el cheesecake. Refrigerar un mínimo de 2 horas.

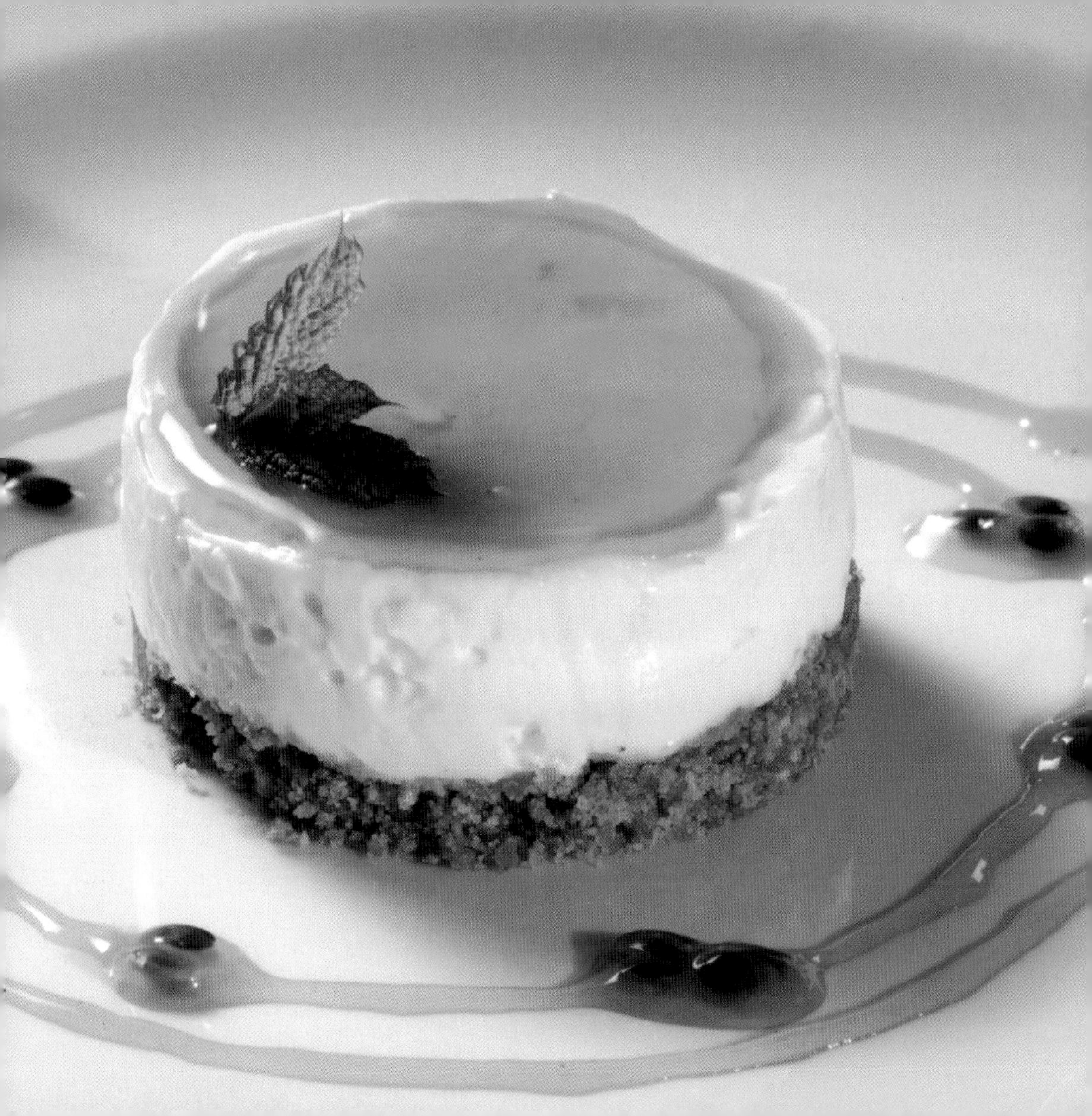

Tarta de peras

Ingredientes

1 tapa de harina integral para tartas - 5 peras peladas y sin el centro, cortadas en octavos - 1 taza de queso crema descremado - Edulcorante líquido a gusto - Unas gotas de esencia de vainilla - 2 sobres de gelatina sin sabor - Rocío vegetal, cantidad necesaria.

Preparación

1) Estirar la masa en un molde redondo lubricado con un poco de rocío vegetal. Cortar y emparejar los bordes, en caso de que sobre masa.

2) Disponer sobre ella las peras.

3) Disolver la gelatina en un poco de agua caliente, y agregarle la esencia de vainilla y el edulcorante.

4) Agregar al queso crema la preparación obtenida y mezclar bien.

5) Distribuir de manera uniforme sobre las peras y refrigerar hasta que solidifique la crema de gelatina.

Las peras a utilizar en esta receta deben estar maduras pero firmes, para que al cocinarlas no se desarmen.

Panqueque a la naranja

Ingredientes

Para los panqueques: 2 huevos - 100 g de harina integral de trigo - 1 taza de leche descremada - Rocío vegetal, cantidad necesaria - Edulcorante líquido a gusto - 1 cucharadita de esencia de vainilla - Aceite, cantidad necesaria para cubrir la sartén. **Para la cubierta:** Gajos sin semillas ni hollejos de 1 naranja - 1 pocillo de jugo de naranja - 1 puñado de semillas de lino

Preparación

1) Mezclar los huevos con la leche.

2) Agregar la harina con un cernidor o colador.

3) Mezclar bien y añadir el aceite, la esencia de vainilla y el edulcorante.

4) Batir un par de minutos y dejar reposar entre 2 y 4 horas.

5) Preparar los panqueques como de costumbre, en una sartén de teflón o panquequera, lubricando la misma con rocío vegetal y vertiendo sobre la misma un cucharón de la mezcla. Realizarlos lo más gruesos posible.

6) Colocar uno de los panqueques aún tibio extendido sobre un plato y distribuir por encima los gajos de naranja.

7) Rociar con el jugo, espolvorear con las semillas de lino y consumir de inmediato.

Unos panqueques diferentes y muy sabrosos. Las semillas de lino les dan un toque muy original.

Arándanos y lima

Ingredientes

500 g de arándanos - 1 lima - 250 ml de agua - Edulcorante a gusto.

Preparación

1) Pelar la lima, retirarle las semillas y cortarla en cuartos.

2) Licuar los arándanos con la lima y el agua.

3) Servir con hielo granizado.

En este refrescante licuado los arándanos pueden ser reemplazados por frutillas, duraznos o cualquier variedad de frutas, o por combinaciones de éstas.

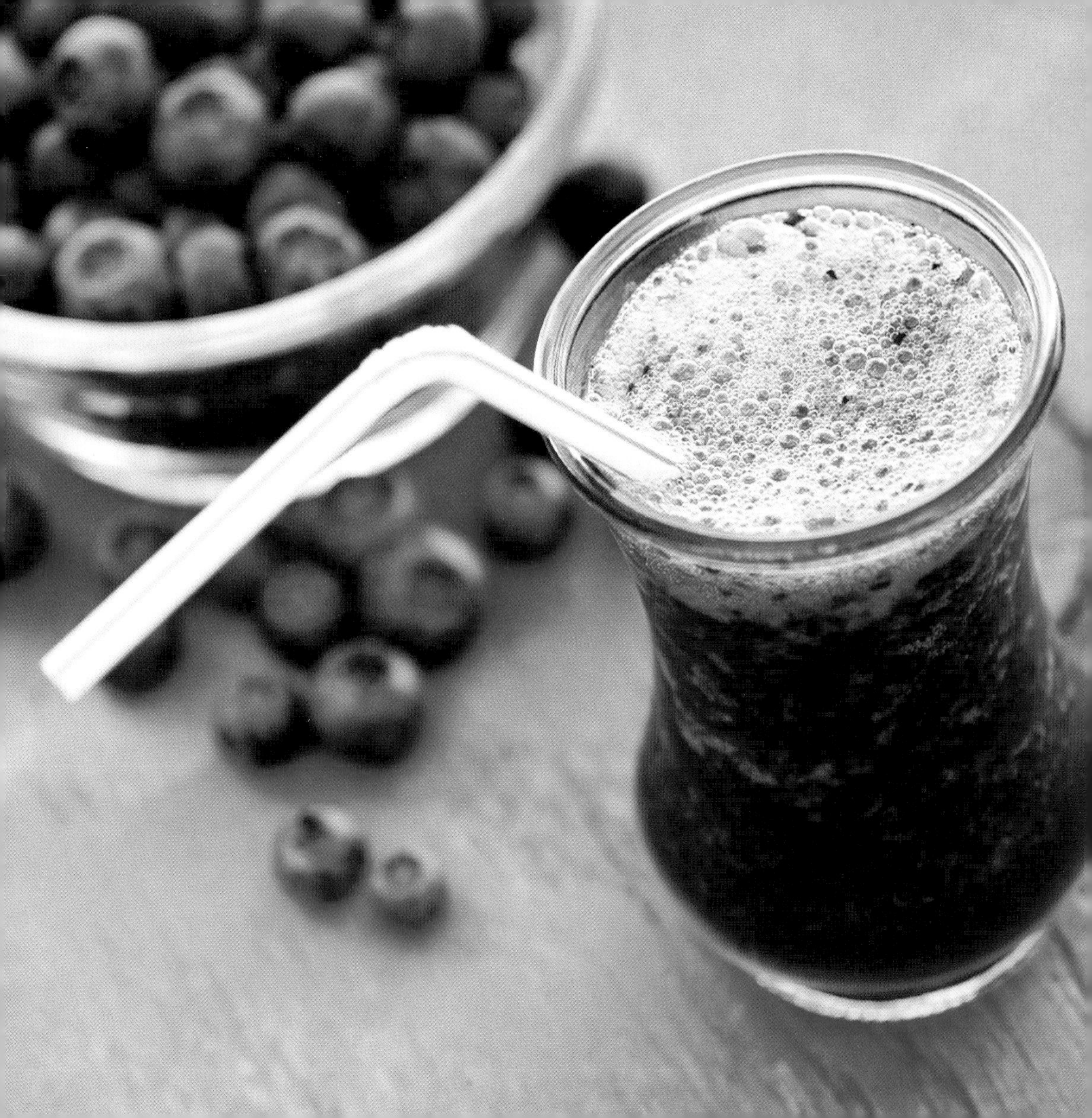

Palta, lima y yogur

Ingredientes

2 paltas - 3 limas - 1 yogur natural - Unas gotas de esencia de vainilla.

Preparación

1) Pelar las paltas, retirarles los carozos centrales y cortarlas en trozos.

2) Exprimir las limas y licuarlas con las paltas, el yogur y unas gotas de esencia de vainilla.

3) Servir con cubitos de hielo o con hielo granizado.

Otro postre con yogur natural, también se le puede agregar una cucharada de edulcorante líquido.

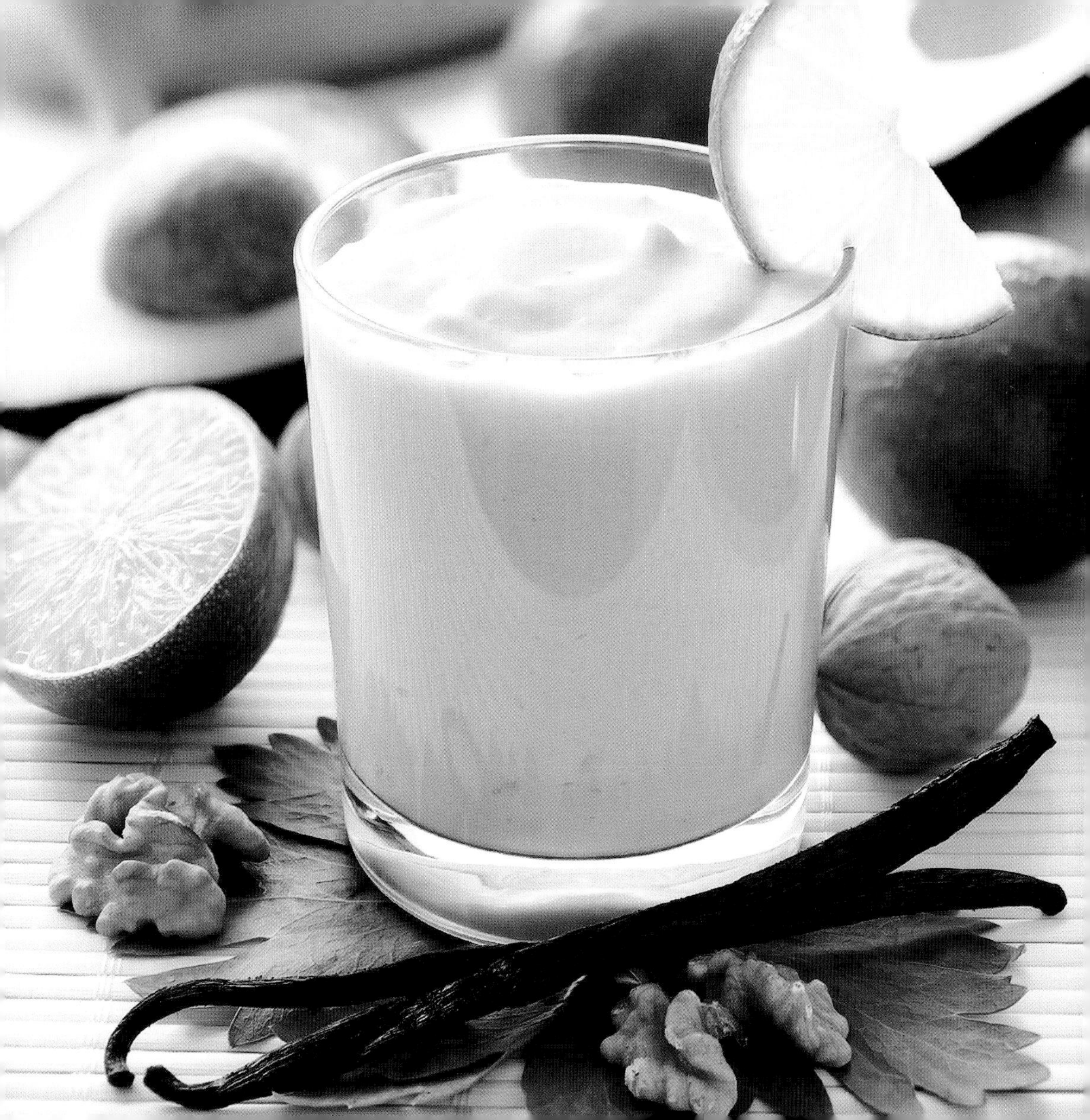

Batido de frutas rojas

Ingredientes

1 pote de yogur light, de frutilla o natural - 1 pocillo de leche descremada - 4 frutillas sin el cabito - 1 puñado de cerezas descarozadas - 1 puñado de moras o frambuesas - Edulcorante líquido a gusto - ½ taza de hielo molido.

Preparación

1) Licuar todos los ingredientes hasta conseguir una preparación lo más homogénea posible.

Los batidos o licuados son una opción refrescante y deliciosa no solamente en los días calurosos, recomendamos consumirlos todo el año.

Limonada con jengibre y menta

Ingredientes

3 limones - 1 l de agua con gas - 1 cucharadita de jengibre rallado - Hojas de menta - Edulcorante, a gusto.

Preparación

1) Exprimir los limones y poner el jugo en una jarra de vidrio.

2) Agregar el jengibre rallado, algunas hojas de menta y edulcorante a gusto. Mezclar bien.

3) Añadir el agua con gas, volver a mezclar y servir con cubitos de hielo.

Esta limonada es ideal para acompañar todo tipo de platos salados y postres, la menta y el jengibre le dan un sabor fresco y muy aromático.

Glosario de ingredientes

Los alimentos y condimentos reciben nombres distintos en el mundo de habla hispana. Cada país tiene sus denominaciones propias y generalmente ignora las del resto de América y España. En este libro se han utilizado las denominaciones propias de Argentina pero, para que el lector latinoamericano no tenga dificultades en comprender los ingredientes de las recetas, incluimos el siguiente glosario.

Apio: célery.

Arándano: blueberry.

Arvejas: guisantes, chícharos.

Batata: boniato, camote.

Brócoli: brécol, bróculi.

Brotes: germinados.

Calabaza: anco, auyama.

Cebolla de verdeo: cebolleta, cebolla de cambray.

Ciboulette: cebollín.

Cilantro: curantro.

Crema de leche: nata.

Crepes: panqueque.

Curry: combinación de distintas especias de origen hindú.

Champiñones: hongos, setas de París.

Chaucha de vainilla: vaina de vainilla.

Chile: denominación común a numerosas variedades de ajíes picantes.

Choclo: mazorca de maíz, elote.

Damasco: albaricoque, chabacano.

Durazno: melocotón.

Echalote: chalote.

Esencia de vainilla: extracto de vainilla.

Frutilla: fresa.

Galletita: cookie.

Girasol: mirasol.

Gelatina: granatina.

Hongo: seta.

Jengibre: kión.

Lima: limón verde, limón sutil.

Manteca: mantequilla.

Maracuyá: fruto de la pasión.

Morrón: pimiento, pimentón.

Palta: aguacate.

Porotos: frijoles, alubias.

Queso crema: queso blanco, queso untable.

Productos light y diet: productos con menor contenido graso, que no contienen azúcar, pero sí edulcorante.

Puerro: ajo porro.

Repollitos de Bruselas: coles de Bruselas.

Repollo: col.

Ricota: queso de consistencia blanda de origen italiano, requesón.

Rúcula: ruqueta.

Salsa de soja: salsa de soya, salsa negra.

Solomillo: lomo.

Tomate: jitomate.

Tofu: queso de soja.

Zuchini: calabacín italiano.

Índice